Soins Infirmiers

en Stomathérapie

Le Guide complet

ALEXANDRE CAREWELL

Table des matières

« Stomathérapie : Spécialité médicale consacrée aux soins et à l'accompagnement des personnes ayant une ouverture artificielle sur l'abdomen, appelée stomie, pour évacuer les urines ou les selles. »

14

Chapitre 1 :
INTRODUCTION À LA STOMATHÉRAPIE

Historique de la stomathérapie

Le voyage de la stomathérapie à travers les âges est aussi fascinant qu'instructif. Dès les débuts de l'histoire médicale, les êtres humains ont été confrontés à des affections nécessitant des interventions chirurgicales pour dévier le trajet naturel des matières fécales ou urinaires. Bien que nos anciens aient eu des connaissances limitées comparées à notre science actuelle, ils ont fait preuve d'une inventivité et d'un courage remarquables.

Le concept de stomathérapie ne date pas d'hier. En réalité, des écrits anciens montrent que dès l'Égypte ancienne, des procédures rudimentaires étaient pratiquées pour créer des ouvertures artificielles, appelées aujourd'hui stomies, dans le but de traiter certaines affections ou blessures. Ces interventions, bien que primitives, marquent le début de ce qui deviendra une spécialité médicale à part entière.

Au fil des siècles, à mesure que la médecine évoluait, l'approche de la stomathérapie se transformait également. Le Moyen Âge a vu la chirurgie se développer comme jamais auparavant, bien que les stomies soient restées relativement rares en raison des risques élevés d'infection. Ce n'est qu'avec les Lumières et l'émergence d'une compréhension plus approfondie de l'anatomie et de l'asepsie que les chirurgiens ont commencé à pratiquer des stomies avec une plus grande régularité et un succès accru.

Le 20e siècle a été une période de révolution pour la stomathérapie. Avec l'avènement des techniques

15

chirurgicales modernes, des antibiotiques et des dispositifs médicaux améliorés, la création de stomies est devenue plus sûre et plus efficace. C'est également à cette époque que le rôle de l'infirmière stomathérapeute a commencé à prendre forme. Reconnaissant le besoin d'un soin spécialisé pour les patients stomisés, les infirmières ont acquis des compétences spécifiques pour aider ces patients à naviguer dans leur nouvelle réalité.

Aujourd'hui, la stomathérapie est une discipline établie et respectée. Les infirmières stomathérapeutes jouent un rôle crucial, non seulement dans les soins postopératoires, mais aussi dans l'éducation des patients, l'adaptation psychologique, et la gestion quotidienne de la stomie. Grâce aux avancées technologiques, les patients bénéficient désormais de dispositifs de stomie plus confortables, discrets et faciles à gérer, améliorant ainsi considérablement leur qualité de vie.

En contemplant l'histoire de la stomathérapie, on ne peut qu'être impressionné par le chemin parcouru, depuis les interventions rudimentaires de l'Antiquité jusqu'aux pratiques avancées d'aujourd'hui. Cette évolution est le témoignage du dévouement incessant des professionnels de la santé à améliorer la vie des patients, et elle souligne l'importance cruciale de la stomathérapie dans le panorama médical contemporain.

La stomie : Qu'est-ce que c'est ?

La stomie, souvent évoquée dans le domaine médical et moins familière au grand public, est une procédure chirurgicale qui crée une ouverture artificielle entre une cavité interne de l'organisme et la surface de la peau. Cette ouverture permet d'évacuer les matières fécales ou l'urine lorsque la voie naturelle est obstruée, malade ou doit être mise au repos. En fonction de l'organe concerné, le type de stomie varie, tout comme son emplacement et sa fonction.

La raison la plus courante de réaliser une stomie est la présence d'une maladie, comme un cancer, une inflammation chronique, un traumatisme ou une malformation congénitale, qui affecte la fonction normale des intestins ou de l'urètre. Mais quelle que soit la raison, l'objectif principal est d'améliorer la qualité de vie du patient.

Il existe principalement trois types de stomies :
- **Colostomie** : Cette stomie concerne le côlon (ou gros intestin). Lorsqu'une portion du côlon est mise hors service ou retirée, une partie saine du côlon est amenée à la surface de l'abdomen pour permettre l'évacuation des selles. Selon la région du côlon concernée, la consistance des selles peut varier.
- **Ileostomie** : C'est le petit intestin, ou iléon, qui est ici concerné. Suite à la chirurgie, une partie de l'iléon est mise en contact avec la surface de la peau. Les matières évacuées par une iléostomie sont généralement plus liquides que celles d'une colostomie.
- **Urostomie** : Cette stomie permet l'évacuation de l'urine. Elle est généralement pratiquée lorsqu'une partie ou la totalité de la vessie doit être retirée ou mise au repos. L'urine est alors déviée par un segment de l'intestin qui est relié à la fois aux uretères et à la surface de la peau.

La vie avec une stomie nécessite des adaptations. Le patient doit apprendre à gérer et à prendre soin de sa stomie, souvent avec l'aide d'une infirmière stomathérapeute. Cette professionnelle joue un rôle crucial en aidant le patient à comprendre, à accepter et à gérer cette nouvelle réalité, tout en l'éduquant sur les techniques de soins et la prévention des complications.

La stomie, bien que représentant un bouleversement pour le patient, est une intervention qui, lorsqu'elle est bien gérée, permet d'offrir une nouvelle chance, un nouveau départ, et surtout, un mieux-être notable. Dans un monde médical en constante évolution, les stomies continuent de bénéficier d'avancées technologiques et de techniques innovantes, rendant la vie des patients stomisés toujours plus proche de la normale.

Importance et rôle de l'infirmière en stomathérapie

L'infirmière en stomathérapie occupe une place centrale dans le parcours de soins d'un patient stomisé. Sa fonction va bien au-delà des soins techniques; elle est un pilier du soutien émotionnel, éducatif et psychologique. Le rôle multifacette de l'infirmière stomathérapeute traduit son importance dans l'accompagnement global du patient.

- **Évaluation Préopératoire** : Avant même la chirurgie, l'infirmière évalue le patient pour déterminer l'emplacement optimal de la stomie sur l'abdomen. Cette décision, cruciale pour le confort du patient, tient compte de la morphologie, de la mobilité et du mode de vie de chaque individu.
- **Éducation du Patient** : Informer le patient est essentiel. L'infirmière explique le processus de stomie, les changements à prévoir dans le quotidien et les techniques de soins. Elle offre des ressources et des outils pour aider le patient à comprendre et à gérer sa stomie en toute autonomie.
- **Soutien Émotionnel** : L'apparition d'une stomie peut être bouleversante. L'infirmière en stomathérapie

apporte un soutien émotionnel, aidant le patient à naviguer dans ses sentiments, ses craintes et ses inquiétudes, et l'encourageant à retrouver confiance en lui.

- **Soins Postopératoires** : Suite à la chirurgie, elle veille à la bonne cicatrisation de la stomie, s'assure de l'absence de complications et guide le patient dans ses premiers gestes de soins.
- **Conseil sur les Équipements** : Il existe une variété d'équipements liés à la stomie : poches, plaques, ceintures, etc. L'infirmière guide le patient dans le choix des dispositifs adaptés à ses besoins et à son mode de vie.
- **Prévention des Complications** : Grâce à son expertise, elle enseigne au patient comment prévenir les irritations cutanées, les infections ou les obstructions. Elle reste également à l'affût des signes de complications potentielles lors des visites de suivi.
- **Réadaptation et Intégration Sociale** : L'infirmière accompagne le patient dans sa réadaptation à la vie quotidienne, que ce soit en matière d'alimentation, d'activité physique ou de vie sociale. Elle encourage le patient à reprendre une vie normale tout en intégrant sa stomie.
- **Liaison avec d'autres Professionnels** : En tant que coordonnatrice de soins, l'infirmière stomathérapeute travaille en étroite collaboration avec d'autres professionnels de santé (chirurgiens, diététiciens, psychologues) pour assurer une prise en charge globale.
- **Formation Continue** : L'univers de la stomathérapie est en constante évolution. L'infirmière se tient informée des dernières avancées, techniques et produits pour offrir les meilleurs soins possibles.

L'infirmière en stomathérapie est bien plus qu'une simple prestataire de soins techniques. Elle est la gardienne de la qualité de vie du patient stomisé, une alliée inestimable dans son parcours, le guidant avec compassion, compétence et dévouement du diagnostic à la réadaptation et au-delà. Son rôle est une fusion de science, d'art et d'humanité, faisant d'elle un maillon indispensable dans le monde de la stomathérapie.

Chapitre 2 :
ANATOMIE ET PHYSIOLOGIE

Les différents systèmes
du corps humain concernés

Lorsqu'on parle de stomie, plusieurs systèmes du corps humain peuvent être concernés, dépendant de la nature et de la localisation de la stomie. Chacun de ces systèmes a ses propres fonctions vitales et ses propres particularités. Voici un aperçu des principaux systèmes concernés et de leur implication :

- Système Digestif :
  - **Estomac** : Dans de rares cas, une gastrostomie peut être nécessaire, permettant l'évacuation du contenu gastrique ou l'apport de nutrition directement dans l'estomac.
  - **Intestin Grêle** : L'iléostomie, qui concerne l'iléon (partie terminale de l'intestin grêle), est pratiquée lorsque la partie inférieure du côlon est malade ou a été retirée.
  - **Côlon (Gros Intestin)** : La colostomie est une ouverture du côlon à la surface de la peau pour évacuer les selles.
- Système Urinaire :
  - **Reins** : Ces organes filtrent le sang pour produire l'urine. En cas de problème avec la vessie ou l'urètre, l'urine doit être redirigée.
  - **Vessie** : Si la vessie est endommagée ou doit être retirée, une urostomie ou une cystostomie est pratiquée. L'urine est alors déviée à travers un segment de l'intestin ou directement depuis la vessie à la surface de la peau.

- Système Respiratoire :
  - **Trachée** : La trachéostomie, bien que différente des stomies digestives et urinaires, est une ouverture créée dans la trachée pour aider à la respiration. Elle est souvent réalisée suite à des obstructions des voies respiratoires supérieures ou pour faciliter la ventilation mécanique à long terme.
- Système Intégumentaire (Peau) :
  - La peau autour de la stomie (péristoma) joue un rôle crucial. Elle doit être maintenue saine pour éviter les infections, les irritations et assurer une bonne adhérence des dispositifs de stomie.
- Système Nerveux :
  - Bien que le système nerveux ne soit pas directement sujet à une stomie, il est essentiel de noter que certaines stomies, en particulier celles résultant de traumatismes ou de tumeurs, peuvent affecter la sensation et la fonction nerveuse dans les zones environnantes.
- Système Psychologique et Émotionnel :
  - La stomie peut avoir un impact significatif sur la santé mentale et émotionnelle d'un individu. Les préoccupations concernant l'image corporelle, l'estime de soi, la sexualité et la qualité de vie sont courantes et nécessitent une attention et un soutien appropriés.

Ces systèmes, parmi d'autres, montrent à quel point la stomathérapie est une discipline complexe et interdisciplinaire. La prise en charge d'un patient stomisé nécessite une compréhension approfondie de l'anatomie, de la physiologie et des implications psychosociales de la condition.

Les différents types de stomies et leurs indications

Une stomie est une ouverture chirurgicale créée pour dévier une partie du flux corporel à la surface de la peau. Il existe plusieurs types de stomies, chacune ayant ses propres indications en fonction de l'affection sous-jacente et de l'organe concerné.

- Colostomie :
  - **Description** : C'est une ouverture du côlon (ou gros intestin) à la surface de la peau.
    - Indications :
    - Cancers colorectaux nécessitant l'ablation d'une partie du côlon.
    - Traumatismes ou blessures du côlon.
    - Maladies inflammatoires de l'intestin comme la rectocolite hémorragique.
    - Anomalies congénitales, comme le mégacôlon congénital chez les enfants.
    - Fistules ou perforations du gros intestin.
    - Diverses autres conditions nécessitant la mise au repos du rectum.
- Ileostomie :
  - **Description** : Ouverture de l'iléon (la dernière partie de l'intestin grêle) à la surface de la peau.
    - Indications :
    - Maladie de Crohn, en particulier lorsqu'elle affecte l'intestin grêle.
    - Cancers de l'intestin grêle.
    - Infections sévères ou nécrose de l'intestin grêle.
    - Traumatismes ou autres urgences médicales affectant l'intestin grêle.

- Urostomie :
  - **Description** : Créée pour dévier l'urine de la vessie vers la surface de la peau.
    - Indications :
      - Cancers de la vessie nécessitant son ablation.
      - Traumatismes ou blessures graves de la vessie.
      - Malformations congénitales de l'appareil urinaire.
      - Inflammations chroniques ou infections récurrentes de la vessie.
- Trachéostomie :
  - **Description** : Ouverture de la trachée à la surface du cou pour faciliter la respiration.
    - Indications :
      - Obstruction des voies respiratoires supérieures.
      - Besoin de ventilation mécanique à long terme.
      - Paralysie des muscles respiratoires.
      - Maladies nécessitant une aspiration fréquente des sécrétions pulmonaires.
- Gastrostomie :
  - **Description** : Ouverture directe de l'estomac à la surface de l'abdomen, généralement pour l'alimentation.
    - Indications :
      - Incapacité à ingérer des aliments par la bouche (comme dans les cas de cancer de l'œsophage).
      - Risque d'inhalation ou d'étouffement lors de la déglutition.
      - Besoin d'une nutrition à long terme en cas de maladies neurologiques.

- Jéjunostomie :
  - **Description** : Ouverture du jéjunum (partie médiane de l'intestin grêle) à la surface de la peau, souvent pour l'alimentation.
  - Indications :
  - Problèmes avec la digestion ou l'absorption des aliments.
  - Maladies ou obstructions de l'estomac ou de l'iléon.

Chaque type de stomie a ses propres avantages, complications potentielles et besoins en matière de soins. La décision de réaliser une stomie repose sur une évaluation minutieuse de l'état du patient, de la nature de sa maladie et des options de traitement disponibles.

Les dispositifs médicaux associés aux stomies

Le succès de la gestion d'une stomie dépend en grande partie des dispositifs médicaux appropriés. Ces dispositifs ont été conçus pour offrir confort, discrétion et sécurité aux patients stomisés. Voici une liste des principaux dispositifs médicaux associés aux stomies et leurs descriptions :

- Poches de stomie :
  - **Description** : Ces poches collectent les effluents (selles ou urine) qui sont évacués par la stomie. Elles sont généralement auto-adhésives et conçues pour être discrètes et résistantes aux odeurs.
    - Types :
      - **Poches d'iléostomie et de colostomie** : conçues pour recueillir les selles. Elles peuvent

être fermées (changement nécessaire après chaque évacuation) ou à vidange (avec un dispositif pour vider la poche sans la retirer).

- **Poches d'urostomie** : spécifiquement conçues pour recueillir l'urine. Elles sont souvent équipées d'une valve anti-reflux pour empêcher l'urine de retourner vers les reins et peuvent être connectées à des sacs collecteurs plus grands, notamment pour la nuit.

- Plaques de protection cutanée :
  - **Description** : Ce sont des disques ou des anneaux adhésifs qui sont placés autour de la stomie pour protéger la peau des effluents. Ils servent également de base pour fixer la poche de stomie.
  - **Matériaux** : Les plaques peuvent être faites de divers matériaux comme du silicone, du caoutchouc, ou des mousses hydrocolloïdes, et sont choisies en fonction de la sensibilité de la peau du patient et du type d'effluents.

- Ceintures de stomie :
  - **Description** : Ces ceintures sont utilisées pour soutenir la poche de stomie et garantir qu'elle reste en place, en particulier lors d'activités physiques.

- Produits de soins de la peau :
  - **Description** : Il s'agit d'une gamme de produits conçus pour protéger la peau autour de la stomie, traiter les irritations et garantir une bonne adhérence des dispositifs.
    - Types :

- **Nettoyants doux** : pour le nettoyage quotidien de la peau péristomiale.
- **Crèmes et pâtes protectrices** : pour créer une barrière entre la peau et les effluents.
- **Sprays et films protecteurs** : pour une protection légère contre l'irritation.

- Accessoires de stomie :
  - **Description** : Divers outils et accessoires sont disponibles pour aider à la gestion de la stomie.
    - Types :
      - **Guides de mesure** : pour déterminer la taille exacte de la stomie et découper la plaque de protection cutanée en conséquence.
      - **Adhésifs et dissolvants** : pour aider à fixer et à retirer les poches et les plaques.
      - **Filtres de dégazage** : intégrés à certaines poches pour permettre l'évacuation des gaz sans ouvrir la poche, évitant ainsi les ballonnements et les odeurs.

- Systèmes à une ou deux pièces :
  - Description :
    - **Système à une pièce** : La poche et la plaque de protection cutanée sont un seul et même élément. Lors du changement, tout le système est remplacé.
    - **Système à deux pièces** : La poche et la plaque sont deux éléments distincts qui se connectent ensemble. On peut

changer la poche sans avoir à changer la plaque.

La sélection des dispositifs médicaux appropriés pour une stomie dépend de plusieurs facteurs, dont le type de stomie, l'anatomie du patient, le style de vie, l'activité physique et les préférences personnelles. Une consultation régulière avec une infirmière en stomathérapie est essentielle pour assurer une utilisation optimale de ces dispositifs.

Chapitre 3 :
L'ART DE LA COMMUNICATION
ET L'ÉCOUTE

Importance de la communication
dans les soins

La communication est au cœur des soins médicaux et joue un rôle vital dans la prestation de soins centrés sur le patient. Elle est l'outil principal par lequel le diagnostic est établi, les traitements sont définis, et les patients sont instruits et soutenus. Voici une exploration approfondie de son importance :

- Établissement de la confiance :
  - Une communication ouverte et honnête renforce la relation patient-soignant. Lorsque les patients estiment que leur soignant les écoute attentivement, ils sont plus enclins à faire confiance aux recommandations médicales et à adhérer aux traitements proposés.
- Amélioration de la compréhension :
  - Une communication efficace garantit que les patients comprennent bien leur état de santé, les options de traitement disponibles et les implications de leurs choix. Elle permet aussi de clarifier les doutes, les craintes et les malentendus.
- Soutien émotionnel :
  - La maladie et les interventions médicales peuvent être source de stress et d'anxiété. Une communication empathique aide à rassurer les patients, à les soutenir émotionnellement et à

leur offrir un espace pour exprimer leurs préoccupations.

- Prise de décision éclairée :
  - La communication permet aux patients de participer activement à leur prise en charge. Elle facilite la prise de décision éclairée, où le patient, informé des avantages, des risques et des alternatives, peut prendre des décisions alignées sur ses valeurs et ses préférences.
- Coordination des soins :
  - Dans le système de santé moderne, un patient peut voir de nombreux spécialistes. Une communication efficace entre ces professionnels de santé est essentielle pour assurer la continuité des soins et éviter les doublons ou les omissions dans le traitement.
- Prévention d'erreurs médicales :
  - Une communication claire entre les professionnels de santé et les patients peut prévenir de nombreuses erreurs médicales, qu'il s'agisse de médicaments mal prescrits, de doses incorrectes ou de tests non effectués.
- Adhérence au traitement :
  - Les patients qui comprennent bien leur traitement et ses avantages sont plus susceptibles de suivre les instructions médicales, d'adhérer à leur régime thérapeutique et de signaler les effets secondaires ou les problèmes rencontrés.
- Éducation et autonomisation :
  - Au-delà du traitement immédiat, une bonne communication éduque les patients sur la gestion de leur santé à long terme. Elle les encourage à adopter des comportements sains et leur donne les outils pour devenir des défenseurs actifs de leur propre santé.

- Gestion des attentes :
  - En discutant ouvertement des résultats possibles, des défis et des limitations, les soignants peuvent aider les patients à avoir des attentes réalistes, ce qui peut améliorer la satisfaction du patient à long terme.
- Soulagement des tensions et résolution des conflits :
- La communication est essentielle pour aborder et résoudre les différences d'opinion ou les malentendus entre patients et prestataires, garantissant ainsi une meilleure harmonie et collaboration dans le parcours de soins.

Une communication efficace dans les soins médicaux n'est pas simplement un échange d'informations, mais un processus profondément humain qui renforce les relations, facilite la guérison et améliore l'expérience globale des soins pour le patient et le soignant.

Techniques d'écoute active

L'écoute active est une technique de communication qui nécessite que la personne écoutante comprenne, interprète et réagisse à ce qui est dit. Elle est particulièrement utile dans les situations de soins médicaux, de conseil et d'éducation pour renforcer la confiance, faciliter la compréhension et résoudre les conflits. Voici un aperçu des techniques principales d'écoute active :

- Concentration totale :
  - Éliminez toutes les distractions. Concentrez-vous entièrement sur la personne qui parle, mettant de côté vos propres pensées ou préoccupations.

31

- Contact visuel :
  - Maintenir un contact visuel approprié montre à l'interlocuteur que vous êtes engagé et attentif à ce qu'il dit.
- Réactions non verbales :
  - Utilisez des signaux non verbaux tels que hocher la tête, sourire, ou froncer les sourcils pour montrer que vous suivez la conversation.
- Reflet :
  - Répétez ou paraphrasez ce que la personne vient de dire pour confirmer que vous avez compris. Par exemple, "Ce que j'entends, c'est que vous vous sentez dépassé au travail."
- Clarification :
  - Posez des questions pour clarifier certains points. Par exemple, "Que voulez-vous dire quand vous dites que vous vous sentez 'perdu'?"
- Résumé :
  - Récapitulez régulièrement les points principaux de la conversation pour vous assurer que vous avez bien compris l'essentiel de ce qui a été partagé.
- Encouragement verbal :
  - Utilisez de courts mots ou phrases d'encouragement pour inciter la personne à continuer. Des expressions comme "Je vois", "Continuez", ou "Dites-m'en plus" peuvent être utiles.
- Évitez d'interrompre :
  - Laissez la personne finir ses pensées sans l'interrompre. Évitez de sauter aux conclusions ou de compléter ses phrases.
- Rétention de jugement :
  - Essayez de ne pas juger ou évaluer ce que la personne dit. L'objectif est de comprendre son point de vue, même si vous n'êtes pas d'accord.

- Réponses empathiques :
- Montrez de l'empathie en reconnaissant les sentiments de la personne. Par exemple, "Ça doit être vraiment difficile pour vous."
- Questions ouvertes :
- Posez des questions qui encouragent la discussion approfondie plutôt que des réponses par "oui" ou "non". Par exemple, "Comment vous êtes-vous senti quand cela s'est produit?"
- Silence :
- Le silence peut être un outil puissant en écoute active. Il donne à la personne le temps de réfléchir et d'exprimer ses pensées plus profondément.

L'écoute active est une compétence qui nécessite de la pratique pour être maîtrisée. En cultivant ces techniques, vous pouvez améliorer considérablement la qualité de vos interactions et renforcer la confiance et la compréhension dans vos relations.

Gérer les émotions des patients et des familles

Face à la maladie ou à une intervention médicale, les émotions peuvent être intenses tant pour les patients que pour leurs proches. La peur, l'angoisse, la frustration ou le chagrin sont autant d'émotions couramment rencontrées en contexte médical. Gérer ces émotions est essentiel pour assurer une prise en charge optimale et maintenir une relation de confiance. Voici quelques approches pour y parvenir :

- Reconnaissance des émotions :
  - Avant toute chose, il est crucial de reconnaître et de valider les émotions des patients et de leurs familles. Par des phrases

telles que "Je vois que cela vous affecte profondément" ou "Il est naturel de ressentir cela dans une telle situation", on montre de l'empathie.

- Écoute active :
  - Comme mentionné précédemment, l'écoute active est un outil puissant. Elle permet aux patients et à leurs familles de s'exprimer librement, sachant qu'ils sont entendus et compris.
- Offrir de l'information claire :
  - Souvent, l'angoisse provient de l'inconnu. Fournir des informations claires et compréhensibles sur l'état de santé, les procédures et les attentes peut aider à réduire l'anxiété.
- Créer un environnement rassurant :
  - Un environnement calme, une attitude patiente et des gestes rassurants peuvent faire beaucoup pour apaiser les émotions.
- Encourager l'expression des sentiments :
  - Encouragez les patients et les familles à parler de leurs sentiments. Parfois, le simple fait de verbaliser une émotion peut aider à la traiter.
- Proposer des ressources de soutien :
  - Suggérez des groupes de soutien, des thérapeutes ou d'autres professionnels qui peuvent aider à gérer les émotions liées à la maladie ou au traitement.
- Impliquer activement dans la prise de décision :
  - Faire participer les patients et leurs familles aux décisions concernant les soins peut leur donner un sentiment de contrôle et réduire le sentiment d'impuissance.
- Gérer les conflits avec tact :
  - En cas de désaccord ou de tension, abordez la situation calmement et avec empathie.

Cherchez à comprendre la source du conflit et à trouver des solutions constructives.

- Prendre soin de soi :
  - Les professionnels de santé doivent également veiller à leurs propres émotions. La supervision, le partage avec des collègues ou la recherche de soutien peuvent aider à gérer les situations émotionnellement chargées.
- Établir des limites :
- Tout en faisant preuve d'empathie, il est aussi essentiel d'établir des limites claires pour préserver la relation professionnelle et la qualité des soins.
- Admettre ses propres limites :
- Il est important pour les soignants de reconnaître quand une situation dépasse leurs compétences émotionnelles et de solliciter de l'aide ou de diriger les patients vers des spécialistes appropriés.

La gestion des émotions est une composante essentielle de la prestation de soins. En développant la sensibilité, l'écoute et l'empathie, les professionnels de santé peuvent améliorer grandement l'expérience des patients et de leurs familles pendant des moments difficiles.

Chapitre 4 :
LES ÉTAPES PRÉOPÉRATOIRES

Évaluation du patient et éducation

L'évaluation du patient est un aspect fondamental du rôle de l'infirmière en stomathérapie. Elle fournit une base pour une prise en charge individualisée et pour délivrer une éducation pertinente. Voici un aperçu détaillé de ce processus et de son importance.

- Importance de l'évaluation :
  - Une évaluation approfondie permet de déterminer les besoins spécifiques du patient, de personnaliser les interventions et de prévoir les défis potentiels.
- Collecte d'informations :
  - **Antécédents médicaux** : Comprendre les conditions préexistantes, les chirurgies antérieures, et les médicaments actuels.
  - **Situation actuelle** : Déterminer la raison de la stomie, son type, et les dispositifs utilisés.
  - **Besoins psychosociaux** : Évaluer l'état émotionnel du patient, le soutien familial, et d'autres facteurs qui pourraient influencer la prise en charge.
- Évaluation physique :
  - Inspecter la stomie et la peau péri-stomiale pour détecter d'éventuelles complications.
  - Évaluer la capacité du patient à gérer la stomie indépendamment.
- Évaluation de la connaissance du patient :
  - Déterminer ce que le patient sait déjà sur sa stomie.

- Identifier les lacunes dans ses connaissances qui nécessitent une éducation supplémentaire.
- Mise en œuvre d'un plan éducatif :
  - **Techniques de soins** : Enseigner les méthodes appropriées pour nettoyer et changer les dispositifs stomiaux.
  - **Identification des complications** : Éduquer sur les signes et symptômes de complications potentielles.
  - **Gestion des ressources** : Informer sur les ressources disponibles, comme les groupes de soutien ou les fournisseurs de matériel.
- Utilisation d'outils pédagogiques :
  - Utiliser des brochures, des vidéos, des démonstrations pratiques et d'autres outils pour faciliter la compréhension.
- Évaluation continue :
  - Les besoins et les compétences du patient peuvent évoluer. L'évaluation régulière permet d'ajuster l'éducation en conséquence.
- Engager la famille et les aidants :
  - Inclure la famille et les autres aidants dans le processus éducatif, car ils peuvent jouer un rôle clé dans les soins au quotidien.
- Évaluation de l'efficacité de l'éducation :
  - Tester la compréhension du patient, demander des démonstrations pratiques et solliciter des retours pour s'assurer que l'éducation est efficace.
- Feedback et ajustements :
- Sur la base des évaluations, apportez les ajustements nécessaires à l'éducation et aux soins fournis.

L'évaluation et l'éducation sont intrinsèquement liées. Une évaluation précise est essentielle pour fournir une éducation pertinente, tandis qu'une éducation efficace se traduit par une meilleure autogestion du patient et des résultats de santé améliorés. Le processus doit être continu, adaptatif, et centré sur le patient pour assurer le meilleur résultat possible.

Préparation de la peau et choix de l'emplacement

Le succès de la création et de la gestion d'une stomie dépend en grande partie de la préparation de la peau et du choix judicieux de l'emplacement. Ces étapes cruciales peuvent minimiser les complications et assurer le confort et la qualité de vie du patient.

- Importance du choix de l'emplacement :
  - Un emplacement optimal facilite les soins auto-administrés, assure une adhésion adéquate du dispositif stomial et minimise les risques de complications.
- Consultation préopératoire :
  - La consultation avant la chirurgie est essentielle pour évaluer le site le plus approprié pour la stomie en fonction de l'anatomie du patient, de sa mobilité, de son mode de vie et d'autres facteurs.
- Critères de sélection de l'emplacement :
  - **Zone plate**: Idéalement, la stomie doit être placée sur une surface plate pour éviter les plis et les creux.
  - **Accès visuel et tactile**: Le patient doit pouvoir voir et toucher facilement la stomie pour en prendre soin.
  - **Considérations vestimentaires**: L'emplacement doit permettre au patient de porter ses vêtements habituels sans gêne.
  - **Absence de cicatrices ou de radiations**: Éviter les zones ayant subi des interventions chirurgicales ou des radiations.

- Préparation de la peau :
  - La peau doit être propre, sèche et exempte d'irritations.
  - Utiliser des nettoyants doux et éviter les produits à base d'alcool qui peuvent dessécher la peau.
  - En cas d'irritation, consulter un dermatologue ou une infirmière en stomathérapie pour des recommandations spécifiques.
- Mesure et découpe de l'appareillage :
  - Mesurer la stomie pour s'assurer que l'appareillage est bien ajusté.
  - Découper l'appareillage de manière à ce qu'il soit légèrement plus grand que la stomie pour éviter les fuites et protéger la peau.
- Protection de la peau :
  - Appliquer des agents protecteurs pour protéger la peau de l'humidité, des fuites et des enzymes digestives.
  - Utiliser des barrières cutanées, des films protecteurs et d'autres produits spécifiques recommandés.
- Surveillance et évaluation post-opératoire :
  - Après la chirurgie, surveiller la zone pour détecter tout signe d'infection, d'irritation ou d'autres complications.
  - Évaluer régulièrement la peau et l'ajustement de l'appareillage pour s'assurer qu'ils restent optimaux.

La préparation adéquate de la peau et le choix judicieux de l'emplacement de la stomie sont essentiels pour le bien-être et la qualité de vie du patient. Une attention minutieuse à ces détails, ainsi que l'éducation et le soutien continus du patient, garantissent une prise en charge efficace de la stomie.

Gérer les attentes et les angoisses du patient

La mise en place d'une stomie peut être une expérience bouleversante pour le patient, accompagnée d'une multitude d'émotions, d'attentes et d'inquiétudes. La gestion adéquate de ces sentiments est essentielle pour le bien-être psychologique et émotionnel du patient et pour favoriser une adaptation positive à la vie avec une stomie.

- Reconnaissance des émotions :
  - Il est crucial de reconnaître que chaque patient est unique, et que les réactions émotionnelles varient en fonction des individus.
  - Les émotions courantes incluent la peur, l'anxiété, la dépression, le déni, et parfois la colère ou la honte.
- Communication ouverte :
  - Établir une communication honnête et ouverte avec le patient. Encouragez-le à exprimer ses sentiments, ses préoccupations et ses attentes.
  - Offrir une écoute attentive et empathique.
- Éducation et information :
  - Informer le patient sur ce qu'est la stomie, pourquoi elle est nécessaire, et comment elle fonctionnera.
  - La connaissance peut aider à démystifier la situation et à réduire l'anxiété.
- Définir des attentes réalistes :
  - Clarifier ce à quoi le patient peut s'attendre pendant et après la chirurgie.
  - Discuter des défis potentiels et de la manière dont ils peuvent être gérés.

- Stratégies de gestion de l'anxiété :
  - Techniques de relaxation, comme la respiration profonde, la méditation ou la visualisation.
  - Thérapie cognitivo-comportementale pour aider à gérer les pensées négatives.
  - Groupes de soutien où le patient peut partager ses sentiments et apprendre des expériences des autres.
- Implication de la famille et des proches :
  - Les proches peuvent offrir un soutien émotionnel essentiel.
  - Éduquer également la famille sur la stomie pour qu'elle puisse comprendre et aider de manière appropriée.
- Suivi psychologique :
  - Certains patients peuvent bénéficier d'une thérapie ou d'une consultation psychologique pour traiter des sentiments persistants ou accablants.
- Accès aux ressources :
  - Fournir des informations sur les ressources disponibles, telles que les associations de stomisés, les groupes de soutien en ligne, et les publications pertinentes.
- Renforcer l'autonomie et la confiance :
  - En formant le patient sur les soins de la stomie, vous renforcez son sentiment d'autonomie.
  - Célébrez les petites victoires et encouragez le patient à reconnaître ses progrès.

Gérer les attentes et les angoisses des patients est une étape essentielle pour assurer une transition réussie vers la vie avec une stomie. En offrant soutien, éducation, et ressources, les professionnels de santé peuvent aider les patients à embrasser leur nouvelle réalité avec confiance et optimisme.

Chapitre 5 :
LES SOINS POST-OPÉRATOIRES

Soins immédiats
et surveillance de la stomie

Après la chirurgie de création d'une stomie, la phase initiale des soins est cruciale pour garantir la guérison, prévenir les complications et établir une routine de soins adaptée. La surveillance attentive de la stomie et de la peau péri-stomiale est essentielle pendant cette période.

- Première observation de la stomie :
  - Après la chirurgie, la stomie peut être enflée et de couleur rouge vif, ce qui est normal.
  - La couleur devrait se transformer en une teinte rose-rougeâtre au fil du temps, indiquant une bonne circulation sanguine.
- Surveillance de la production :
  - Surveillez la sortie de la stomie, que ce soit des selles ou de l'urine, selon le type de stomie.
  - Notez la consistance, la couleur, la quantité et l'odeur, car cela peut donner des indications sur la fonction intestinale ou urinaire.
- Intégrité de la peau péri-stomiale :
  - Examinez attentivement la peau autour de la stomie pour détecter des signes d'irritation, d'érythème, de suintement ou d'autres complications.
- Gestion des fuites :
  - Les fuites peuvent survenir, surtout dans les premiers jours. Assurez-vous que l'appareillage est bien ajusté et changez-le si nécessaire.

- Nettoyage de la stomie :
  - Utilisez de l'eau tiède et un chiffon doux pour nettoyer la stomie. Évitez les savons parfumés ou les produits alcoolisés qui peuvent irriter la peau.
- Changement de l'appareillage :
  - Dans les premiers jours, l'appareillage peut nécessiter des changements plus fréquents à mesure que l'œdème diminue et que la stomie prend sa taille définitive.
- Douleur et inconfort :
  - Bien qu'une certaine gêne soit normale, une douleur sévère ou persistante doit être signalée au chirurgien ou à l'infirmière en stomathérapie.
- Signes d'alerte :
  - Surveillez les signes tels que le noircissement ou le blanchiment de la stomie, un saignement excessif, un retrait prononcé de la stomie ou une absence de production pendant une période prolongée.
- Éducation du patient :
  - Commencez à enseigner au patient comment s'occuper de sa stomie dès que possible. Cela renforce la confiance et favorise l'autogestion.
- Soutien émotionnel :
- La réaction émotionnelle d'un patient face à une stomie peut varier. Offrez un soutien et des ressources pour l'aider à s'adapter à sa nouvelle situation.
- Planification des soins à long terme :
- Discutez avec le patient et sa famille des soins à long terme, des ajustements à apporter à la routine quotidienne, et des éventuels suivis médicaux nécessaires.

La phase initiale des soins de la stomie est une période d'adaptation, d'apprentissage et de surveillance. Une approche proactive, combinée à une éducation et un soutien appropriés, garantit la santé et le bien-être du patient à mesure qu'il s'adapte à sa nouvelle réalité.

Identification et gestion des complications

Les stomies, bien qu'essentielles à la qualité de vie de nombreux patients, ne sont pas sans risques. Les complications peuvent survenir peu de temps après la chirurgie ou des mois, voire des années plus tard. Il est essentiel que les infirmières en stomathérapie soient bien informées afin d'identifier rapidement ces complications et de les gérer de manière efficace.

- Complications précoces :
    - **Ischémie et nécrose de la stomie** : Un changement de couleur vers un ton noirâtre ou blanc peut indiquer une mauvaise circulation. Une intervention rapide est nécessaire pour prévenir d'autres dommages.
    - **Hémorragie** : Un saignement mineur au niveau de la ligne de suture est normal, mais une hémorragie abondante nécessite une attention médicale immédiate.
    - **Occlusion ou iléus** : Si le patient ne présente pas de production de stomie et manifeste des symptômes d'inconfort abdominal ou de nausées, cela peut indiquer une occlusion.
    - **Prolapsus de la stomie** : Lorsque la stomie semble allongée ou "sortie", c'est une indication de prolapsus qui peut nécessiter une intervention chirurgicale.
- Complications tardives :
    - **Rétraction stomiale** : Une stomie qui semble s'enfoncer sous le niveau de la peau, nécessitant souvent une révision chirurgicale.

- **Hernie péristomiale** : Une protubérance autour de la stomie peut être un signe de hernie, nécessitant parfois une intervention chirurgicale.
- **Dermatite péristomiale** : Une irritation de la peau autour de la stomie, souvent causée par une exposition répétée aux effluents. La prévention, le bon soin de la peau et l'ajustement de l'équipement peuvent aider.
- **Sténose stomiale** : Un rétrécissement de l'ouverture de la stomie qui rend difficile la sortie des effluents.

- Gestion et prévention :
  - **Examen régulier** : Inspectez régulièrement la stomie et la peau péri-stomiale pour détecter tout signe de complication.
  - **Éducation du patient** : Informez les patients sur ce qu'ils doivent surveiller et quand consulter un professionnel de santé.
  - **Bon soin de la peau** : La prévention des irritations cutanées est essentielle pour réduire le risque de complications cutanées.
  - **Appareillage approprié** : Veillez à ce que le dispositif de stomie soit bien ajusté pour éviter les fuites et réduire la tension sur la stomie.
  - **Consultation rapide** : En cas de signes préoccupants, il est crucial d'obtenir rapidement un avis médical.

- Soutien psychologique :
  - Face à des complications, les patients peuvent éprouver de l'anxiété, de la frustration ou de la dépression. Offrir un soutien émotionnel et des ressources est essentiel pour le bien-être du patient.

- Stratégies d'autogestion :
  - Encouragez les patients à prendre une part active dans la surveillance de leur stomie, à

reconnaître les signes précurseurs des complications et à adopter des mesures préventives.

L'identification rapide des complications et leur gestion adéquate peuvent éviter des problèmes plus graves à l'avenir. Grâce à une éducation et à un soutien appropriés, les patients peuvent jouer un rôle actif dans la prévention et la gestion des complications associées à leur stomie.

Rééducation et réadaptation du patient

Lorsqu'un patient reçoit une stomie, il ne s'agit pas simplement d'un changement physique, mais aussi d'une transformation profonde de sa vie quotidienne. La rééducation et la réadaptation visent à aider ces patients à retrouver un niveau d'autonomie et de qualité de vie comparable, voire supérieur, à celui qu'ils avaient avant l'intervention. Voici un aperçu des étapes et des éléments essentiels de ce processus.

- Évaluation initiale :
  - Évaluez les besoins, les capacités et les préoccupations spécifiques du patient afin d'établir un plan de rééducation personnalisé.
- Éducation sur l'autogestion de la stomie :
  - Enseignez au patient comment s'occuper de sa stomie, y compris le nettoyage, le changement d'appareillage, et la surveillance des complications potentielles.
- Rééducation physique :
  - Encouragez des exercices légers pour renforcer les muscles abdominaux tout en évitant une pression excessive sur la stomie.

- Guidez le patient sur la manière de soulever des objets correctement pour prévenir les hernies péristomiales.
- Réadaptation nutritionnelle :
    - Conseillez sur les modifications alimentaires potentielles, comme éviter certains aliments qui peuvent causer des gaz ou des odeurs.
    - Instruisez le patient sur l'importance de la réhydratation, surtout s'il a une iléostomie.
- Réintégration sociale :
    - Encouragez le patient à reprendre progressivement ses activités sociales et professionnelles.
    - Discutez des préoccupations relatives à la stomie en public, comme la gestion des bruits ou des odeurs.
- Conseils sur la vie quotidienne :
    - Abordez des sujets comme la natation, le voyage, ou les rapports intimes avec une stomie.
    - Conseillez sur les vêtements qui peuvent aider à dissimuler ou à protéger la stomie.
- Soutien psychologique :
    - Identifiez et abordez les sentiments de honte, d'isolement ou de dépression que le patient pourrait ressentir.
    - Orientez le patient vers des groupes de soutien ou des ressources psychologiques si nécessaire.
- Suivi régulier :
    - Organisez des rendez-vous réguliers pour évaluer les progrès du patient, répondre à ses questions, et ajuster le plan de rééducation selon les besoins.
- Réadaptation à long terme :
    - Encouragez le patient à fixer des objectifs à long terme, qu'il s'agisse de voyages, de loisirs

ou de projets professionnels, pour lui donner une perspective positive.

La rééducation et la réadaptation après la mise en place d'une stomie ne sont pas seulement centrées sur le bien-être physique du patient, mais englobent également ses besoins émotionnels, sociaux, et psychologiques. Avec un soutien approprié et une approche holistique, les patients stomisés peuvent mener une vie pleine et enrichissante.

Chapitre 6 :
LES SOINS À DOMICILE

Éduquer le patient
sur les soins à domicile

Le passage de l'environnement hospitalier au domicile est une étape cruciale pour le patient stomisé. La capacité du patient à gérer sa stomie en toute sécurité à la maison dépend en grande partie de la qualité de l'éducation qu'il a reçue. Voici un guide sur la manière d'éduquer efficacement le patient pour les soins à domicile :

- Préparation psychologique :
    - Rassurez le patient sur sa capacité à gérer sa stomie indépendamment.
    - Encouragez une attitude proactive, en insistant sur le fait que des milliers de personnes gèrent avec succès leurs stomies à domicile.
- Démonstration et pratique :
    - Montrez au patient comment changer, vider et soigner l'appareillage.
    - Laissez-le reproduire ces étapes sous votre supervision, en corrigeant et en guidant au besoin.
- Conseils sur l'hygiène :
    - Insistez sur l'importance de se laver les mains avant et après les soins de la stomie.
    - Expliquez comment nettoyer délicatement la zone péristomiale avec de l'eau tiède.
- Gestion des fournitures :
    - Familiarisez le patient avec les différents types de sacs et d'appareillages.

- Conseillez sur la fréquence de changement de l'appareillage et sur la manière de stocker et d'organiser les fournitures.
- Surveillance de la stomie :
  - Éduquez le patient sur les signes de complications potentielles, comme les changements de couleur, la rétraction ou le prolapsus.
  - Encouragez une surveillance régulière et la tenue d'un journal pour suivre l'évolution.
- Conseils nutritionnels :
  - Fournissez des directives sur les aliments à privilégier ou à éviter, en fonction du type de stomie.
  - Discutez des stratégies pour minimiser les gaz, les odeurs et les risques de blocage.
- Activité physique :
  - Encouragez le patient à reprendre progressivement l'activité physique, en évitant les exercices qui exercent une pression excessive sur la stomie.
  - Conseillez sur les activités adaptées, comme la marche ou la natation.
- Soutien émotionnel et social :
  - Encouragez le patient à partager ses inquiétudes et à chercher du soutien auprès de groupes de stomisés ou d'associations dédiées.
  - Fournissez des ressources pour aider à gérer le stress ou l'anxiété liés à la stomie.
- Planification d'urgence :
  - Expliquez l'importance d'avoir des fournitures supplémentaires en cas de voyages ou de sorties.
  - Éduquez le patient sur ce qu'il faut faire en cas de complications ou de problèmes imprévus.

- Visites de suivi :
- Programmez des rendez-vous réguliers pour évaluer les progrès du patient et répondre à ses questions.
- Rassurez le patient sur le fait qu'il peut toujours vous contacter en cas de doute ou de préoccupation.

Avec une éducation approfondie et un soutien continu, les patients peuvent gérer leur stomie à domicile avec confiance et autonomie, tout en maintenant une qualité de vie optimale.

Choisir les bons dispositifs et produits

Un choix éclairé des dispositifs et des produits pour stomies est essentiel pour garantir le confort, l'efficacité et la prévention des complications. Voici un guide pour aider à sélectionner et à utiliser les bons dispositifs et produits :

- Comprendre les besoins individuels :
    - Évaluez le type, la taille et la forme de la stomie du patient.
    - Prenez en compte la texture et la sensibilité de la peau, ainsi que le mode de vie du patient (activité physique, profession, loisirs).
- Types d'appareillages :
    - **Systèmes à une pièce** : intégrant le sac et la plaque de base en un seul élément, ils sont plus faciles à changer mais doivent être remplacés plus fréquemment.
    - **Systèmes à deux pièces** : séparent le sac de la plaque de base, permettant de changer le sac sans remplacer la base.
- Formes et tailles :
    - Assurez-vous que la taille du dispositif corresponde à la taille de la stomie.

- Optez pour des plaques de base convexes pour les stomies rétractées ou plates, et plates pour les stomies protubérantes.
- Matériaux :
  - Les plaques hydrocolloïdes sont conçues pour être douces pour la peau et résister à l'humidité.
  - Les sacs peuvent être opaques pour la discrétion ou transparents pour permettre une surveillance.
- Dispositifs complémentaires :
  - **Ceintures de stomie** : pour un soutien supplémentaire, en particulier lors d'activités physiques.
  - **Anneaux et pâtes d'étanchéité** : pour combler les espaces entre la peau et l'appareillage, évitant les fuites.
- Soins de la peau :
  - Choisissez des nettoyants doux sans alcool ni parfum.
  - Utilisez des protecteurs cutanés pour protéger la peau des effluents stomiaux.
- Choix des sacs :
  - **Sacs drainables** : pour les iléostomies et colostomies à selles liquides ou semi-liquides.
  - **Sacs fermés** : pour les colostomies avec selles formées.
  - **Sacs à urostomie** : conçus spécifiquement pour recueillir l'urine, avec un anti-reflux et une sortie pour la vidange.
- Fournisseurs et marques :
  - Il est utile d'obtenir des échantillons de plusieurs fournisseurs pour tester ce qui convient le mieux.
  - Considérez les avis d'autres patients et professionnels de santé pour choisir une marque réputée.

- Éducation et suivi :
    - Enseignez au patient comment utiliser et prendre soin de ses dispositifs et produits.
    - Organisez des visites de suivi pour s'assurer que les produits sélectionnés continuent de répondre aux besoins du patient.

Faire le bon choix en matière de dispositifs et de produits de stomie est un élément clé pour assurer la qualité de vie du patient. Une approche individualisée, combinée à une éducation continue, garantira le bien-être et l'autonomie du patient stomisé.

Gérer les situations d'urgence à domicile

Pour un patient stomisé, certaines situations d'urgence peuvent survenir à domicile. Une préparation adéquate et une réponse rapide peuvent minimiser les complications et assurer la sécurité du patient. Voici comment aborder et gérer ces situations d'urgence :

- Fuites d'appareillage :
    - **Identification** : Sensation d'humidité, odeur, irritation cutanée.
    - **Intervention** : Changez l'appareillage immédiatement. Nettoyez et séchez la peau avant de poser un nouvel appareil. Vérifiez si la taille et la forme du dispositif sont adaptées.
- Blocage ou obstruction de la stomie :
    - **Identification** : Absence ou diminution des selles, douleurs abdominales, nausées ou vomissements.
    - **Intervention** : Buvez des liquides chauds, massez doucement l'abdomen ou prenez un bain chaud. Si l'obstruction persiste, consultez immédiatement un professionnel de santé.

- Rétraction excessive de la stomie :
  - **Identification** : La stomie semble rentrer à l'intérieur ou est à fleur de peau.
  - **Intervention** : Assurez-vous que l'appareillage est bien ajusté. Si la rétraction persiste ou si la stomie ne fonctionne pas normalement, contactez votre infirmière en stomathérapie ou votre médecin.
- Prolapsus de la stomie :
  - **Identification** : La stomie s'allonge soudainement et dépasse sa taille normale.
  - **Intervention** : Reposez-vous en position allongée et appliquez une compresse froide sur la stomie. Si la stomie ne revient pas à sa taille normale ou si elle semble compromise, consultez un professionnel de santé rapidement.
- Déshydratation :
  - **Identification** : Soif excessive, urine foncée, fatigue, étourdissements.
  - **Intervention** : Augmentez votre apport en liquides. Si les symptômes persistent ou s'aggravent, recherchez une aide médicale.
- Irritation cutanée sévère :
  - **Identification** : Rougeur, éruption cutanée, douleur ou suintement autour de la stomie.
  - **Intervention** : Changez l'appareillage et nettoyez la zone avec précaution. Si l'irritation ne s'améliore pas avec des soins appropriés, consultez une infirmière spécialisée ou un dermatologue.
- Saignement de la stomie :
  - **Identification** : Présence de sang sur l'appareillage ou dans les selles ou l'urine.
  - **Intervention** : Un léger saignement lors du changement d'appareillage peut être normal. Cependant, un saignement continu ou

abondant nécessite une consultation médicale urgente.

- Préparation pour les situations d'urgence :
    - Gardez toujours des fournitures de stomie supplémentaires à portée de main.
    - Ayez une liste de numéros d'urgence, notamment celui de votre infirmière en stomathérapie ou de votre médecin.
    - Informez vos proches ou vos aidants de la manière de gérer ces situations d'urgence.

La prévention est la clé pour gérer les urgences à domicile. Une éducation appropriée, une surveillance régulière de la stomie et une communication ouverte avec les professionnels de santé peuvent aider à prévenir et à gérer efficacement ces situations.

Chapitre 7 :
ASPECTS PSYCHOSOCIAUX

Impact de la stomie
sur l'identité et l'image de soi

La création d'une stomie est une intervention chirurgicale majeure qui, bien que salvatrice ou améliorant la qualité de vie, peut avoir des implications profondes sur l'identité d'une personne et sur la façon dont elle se perçoit. Aborder les conséquences psychosociales est aussi essentiel que les soins physiques pour assurer une transition réussie et un bien-être global.

- Modification de l'image corporelle :
  - La présence d'une stomie crée une modification visible et tangible du corps. Pour certains, cela peut être vécu comme une "perte" ou une "mutilation", engendrant des sentiments d'insécurité ou de honte.
- Questionnement sur la féminité/masculinité :
  - Les préoccupations concernant la séduction, la sexualité ou la capacité à être un(e) partenaire peuvent surgir, notamment en raison de changements physiques mais aussi de la crainte du jugement de l'autre.
- Sentiments d'isolement :
  - Certains patients peuvent ressentir une certaine forme d'isolement, pensant être les seuls à vivre cette situation ou craignant le rejet social en raison de leur condition.
- Reconfiguration de l'identité :
  - Au-delà de l'image corporelle, l'identité globale de la personne peut être mise à l'épreuve : "Qui suis-je maintenant que j'ai une

stomie ?" Cette quête d'une nouvelle normalité peut être un parcours émotionnel complexe.

- Dépendance et autonomie :
  - Juste après l'intervention, la dépendance aux soins des professionnels ou des proches peut être difficile à vivre pour des personnes habituellement autonomes. Cependant, avec le temps et l'éducation, la plupart retrouvent leur indépendance.
- Reprise de la vie professionnelle et sociale :
  - Le retour au travail et la participation aux activités sociales peuvent être sources d'angoisse. Les inquiétudes concernant les fuites, les odeurs ou simplement la nécessité de s'absenter pour prendre soin de la stomie peuvent être omniprésentes.
- Support psychologique :
  - Il est crucial de reconnaître le besoin de soutien psychologique. Les thérapeutes, les groupes de soutien et les associations peuvent offrir un espace où exprimer ses ressentis, partager ses expériences et apprendre des autres.
- Témoignages et partages :
  - Entendre et partager des histoires de personnes ayant vécu des expériences similaires peut être libérateur. Cela peut aider à normaliser la situation, à réduire l'isolement et à retrouver l'espoir.
- Reconstruction de l'estime de soi :
  - Avec le temps, l'adaptation et le soutien, de nombreux patients stomisés parviennent à réintégrer cette nouvelle réalité dans leur identité, trouvant une force et une résilience renouvelées.

Il est essentiel de comprendre que la création d'une stomie peut être une expérience traumatisante sur le plan émotionnel, tout autant que physique. Une approche holistique des soins, qui prend en compte la dimension psychologique, est essentielle pour favoriser une adaptation réussie et un bien-être durable.

Soutien psychologique pour le patient et la famille

La création d'une stomie a des implications qui vont bien au-delà du simple aspect médical. Elle influe sur le quotidien, les relations interpersonnelles, l'estime de soi et bien d'autres dimensions de la vie. Par conséquent, un soutien psychologique adapté est essentiel non seulement pour le patient, mais aussi pour sa famille, qui joue souvent un rôle crucial dans le processus d'adaptation et de guérison.

- Reconnaissance des besoins émotionnels :
  - **Patient** : Accepter ses émotions, qu'il s'agisse de colère, de tristesse, de déni ou d'autres sentiments, est la première étape vers le bien-être.
  - **Famille** : La famille peut aussi ressentir des émotions comme la peur, l'inquiétude ou le sentiment d'impuissance face à la situation.
- Consultation professionnelle :
  - **Thérapeutes ou psychologues spécialisés** : Ces experts peuvent aider à naviguer dans les complexités émotionnelles, fournir des outils pour gérer le stress et aider à retrouver un équilibre.
  - **Conseillers en stomathérapie** : Ils peuvent fournir des informations, des ressources et un soutien axé spécifiquement sur les défis liés à la stomie.

- Groupes de soutien :
    - Ces groupes offrent un espace où partager des expériences, des inquiétudes et des succès avec des personnes qui comprennent véritablement ce que c'est que de vivre avec une stomie.
- Éducation et formation :
    - Comprendre le processus médical, les soins de la stomie et les attentes peut réduire l'anxiété. Les sessions éducatives peuvent être bénéfiques pour le patient et la famille.
- Communication ouverte :
    - Encourager un dialogue ouvert au sein de la famille peut aider à aborder les préoccupations, à clarifier les malentendus et à renforcer les liens.
- Ateliers de bien-être :
    - Des ateliers axés sur le bien-être, la méditation, le yoga ou d'autres formes de relaxation peuvent aider à gérer le stress et à renforcer la résilience.
- Soutien pour les aidants :
    - Prendre soin d'un proche stomisé peut être éprouvant. Le soutien spécifique pour les aidants, qu'il s'agisse de conseils ou de groupes de soutien, est crucial.
- Intégration de la famille dans le processus de soins :
    - Impliquer la famille dans les soins, l'éducation et les décisions peut renforcer le soutien au patient et aider la famille à se sentir compétente et utile.
- Ressources en ligne et littérature :
    - Les livres, blogs, forums et autres ressources en ligne peuvent offrir des informations, des témoignages et un sentiment de communauté.
- Orientation vers des services complémentaires :
    - Parfois, d'autres services tels que la nutrition, la physiothérapie ou les soins palliatifs peuvent

être bénéfiques. Une orientation appropriée peut aider à aborder l'ensemble des besoins du patient.

Le soutien psychologique pour le patient stomisé et sa famille est multidimensionnel. Il s'agit d'une approche intégrative qui prend en compte les besoins physiques, émotionnels et sociaux, visant à favoriser l'adaptation, le bien-être et une qualité de vie optimale.

Groupes de soutien et ressources communautaires

Naviguer dans la vie avec une stomie peut être un défi, mais personne n'a à le faire seul. Les groupes de soutien et les ressources communautaires jouent un rôle inestimable dans le bien-être des patients stomisés. Ces groupes offrent non seulement une plateforme d'échange et de soutien mutuel, mais aussi un espace pour acquérir des connaissances, partager des expériences et trouver de la camaraderie.

- L'importance des groupes de soutien :
  - **Échanges d'expériences** : Parler avec quelqu'un qui a vécu des situations similaires peut être réconfortant et instructif.
  - **Camaraderie** : Se sentir compris et accepté, sans jugement, est essentiel pour le bien-être émotionnel.
  - **Éducation** : Ces groupes sont souvent animés par des professionnels ou des personnes formées qui partagent des informations précieuses.

- Types de groupes de soutien :
  - **Groupes en personne** : Réunions régulières où les membres peuvent se rencontrer face à face.
  - **Groupes en ligne** : Forums, chats ou groupes de médias sociaux permettant des échanges virtuels.
  - **Ateliers et séminaires** : Sessions éducatives sur des sujets spécifiques liés à la vie avec une stomie.
- Ressources communautaires :
  - **Associations nationales ou locales** : Organismes dédiés à la prise en charge, l'éducation et la défense des droits des personnes stomisées.
  - **Centres de soins spécialisés** : Centres dédiés à la prise en charge des stomies, offrant des soins, de l'éducation et du soutien.
  - **Événements et rencontres** : Des événements tels que des journées de sensibilisation, des ateliers ou des salons peuvent aider à éduquer et à connecter la communauté stomisée.
- Participation active :
  - **Devenir bénévole** : S'impliquer en tant que bénévole peut être gratifiant et permet de donner en retour à la communauté.
  - **Témoignages** : Partager son histoire peut inspirer et encourager d'autres personnes stomisées.
- Accès aux ressources matérielles :
  - **Banques d'équipement** : Certains groupes peuvent avoir des ressources pour fournir ou échanger des fournitures de stomie.
  - **Bibliothèques de ressources** : Des livres, des DVD, des brochures et d'autres matériels

éducatifs peuvent être disponibles pour emprunt ou consultation.
- Ressources pour les proches :
  - Les familles et les aidants peuvent également bénéficier de groupes de soutien spécifiques pour partager leurs défis et leurs expériences.
- Collaboration avec les professionnels de santé :
  - De nombreux groupes collaborent étroitement avec des infirmières en stomathérapie, des médecins et d'autres professionnels de santé pour offrir le meilleur soutien possible.
- Plaidoyer et sensibilisation :
  - Certains groupes se concentrent sur la sensibilisation et le plaidoyer pour améliorer les droits et l'accès aux soins des personnes stomisées.

Les groupes de soutien et les ressources communautaires offrent un maillage essentiel de soutien, d'éducation et de camaraderie pour les personnes stomisées et leurs proches. Ils contribuent à atténuer les sentiments d'isolement, renforcent la confiance en soi et favorisent une meilleure qualité de vie.

Chapitre 8 :
NUTRITION, ALIMENTATION ET STOMIE

Comprendre l'importance
de la nutrition adaptée à la stomie

La nutrition joue un rôle essentiel dans la vie de tous les individus. Cependant, pour une personne stomisée, comprendre et adapter sa nutrition peut faire toute la différence en termes de confort, de gestion de la stomie et de qualité de vie générale.

- Fonctions digestives modifiées :
  - Selon le type de stomie (colostomie, iléostomie, urostomie), une partie spécifique du système digestif ou urinaire est déviée. Cela peut influencer la digestion, l'absorption des nutriments et l'élimination.
- Impact de la nutrition sur le fonctionnement de la stomie :
  - **Consistance des selles** : Certains aliments peuvent causer la diarrhée ou la constipation, affectant le débit et la consistance des selles.
  - **Odeur et gaz** : Certains aliments peuvent augmenter la production de gaz ou rendre les selles plus odorantes.
  - **Hydratation** : Une hydratation adéquate est essentielle, surtout pour les personnes avec une iléostomie, qui peuvent être plus sujettes à la déshydratation.
- Nutriments essentiels :
  - Après une chirurgie de stomie, le corps peut nécessiter des nutriments supplémentaires pour la guérison et la réparation.

- Certains nutriments peuvent être moins bien absorbés en fonction de la partie du tractus digestif qui a été déviée ou enlevée.
- Aliments à privilégier et à éviter :
  - Bien que chaque personne soit unique, certaines directives générales peuvent aider à gérer le confort et la fonction de la stomie.
  - Par exemple, les aliments riches en fibres peuvent poser problème pour certains, tandis que d'autres peuvent devoir surveiller leur consommation de produits laitiers.
- Gestion des complications :
  - **Obstruction** : Certains aliments, comme les noix, les maïs ou certains légumes crus, peuvent causer une obstruction. Connaître les signes et savoir comment réagir est essentiel.
  - **Déshydratation** : Comprendre les besoins en liquides et reconnaître les signes de déshydratation peut prévenir les complications.
- Consultation avec des experts :
  - Un nutritionniste ou une diététicienne peut fournir des conseils individualisés pour répondre aux besoins spécifiques d'un patient stomisé.
- Adaptation et essais :
  - Il est important de noter comment différents aliments affectent la stomie et d'ajuster progressivement son alimentation en fonction de ses observations.
- Impact psychologique :
  - La nourriture est non seulement une nécessité, mais aussi une source de plaisir, de sociabilité et de culture. Adapter son régime peut avoir un impact émotionnel, d'où l'importance du soutien et de l'acceptation.

Une nutrition adaptée à la stomie est cruciale pour gérer efficacement la stomie, prévenir les complications et assurer une qualité de vie optimale. L'approche doit être individualisée, flexible et basée sur une éducation continue, une auto-observation et, si nécessaire, le soutien de professionnels de santé.

Conseils diététiques
pour différents types de stomies

La nutrition adaptée joue un rôle crucial pour les personnes stomisées, garantissant le bon fonctionnement de la stomie et une qualité de vie optimale. Les conseils varient selon le type de stomie. Voici une vue d'ensemble des recommandations pour les principaux types de stomies :

- **Iléostomie** (dérivation de l'iléon, partie de l'intestin grêle) :
  - **Hydratation** : Les personnes avec une iléostomie sont plus susceptibles de se déshydrater. Il est essentiel de boire suffisamment d'eau et de surveiller la couleur et la quantité de l'urine.
  - **Sels minéraux** : L'iléostomie peut entraîner une perte accrue de sels minéraux, comme le sodium et le potassium. Une alimentation équilibrée et, si nécessaire, des suppléments peuvent être conseillés.
  - **Aliments à introduire progressivement** : Les aliments riches en fibres, comme les fruits et légumes crus, les noix ou les graines, devraient être introduits lentement et en petites quantités pour éviter les obstructions.
- **Colostomie** (dérivation du côlon) :
  - **Consistance des selles** : L'alimentation peut influencer la consistance des selles. Les bananes, le riz ou le pain grillé peuvent aider à épaissir des selles liquides, tandis que les

pruneaux, les fruits ou les fibres peuvent aider en cas de constipation.

- **Gaz et odeurs** : Certains aliments comme les choux, les oignons ou les boissons gazeuses peuvent augmenter la production de gaz. Le yogourt ou les cranberries peuvent aider à réduire les odeurs.
- **Urostomie** (dérivation des voies urinaires) :
  - **Hydratation** : Boire suffisamment est crucial pour éviter les infections et garantir un flux d'urine régulier.
  - **Surveillance du pH** : Certains aliments peuvent affecter l'acidité de l'urine. Il est bon de discuter avec un professionnel de santé pour déterminer si des ajustements diététiques sont nécessaires.
- Conseils généraux pour toutes les stomies :
  - **Introduction progressive** : Après la chirurgie, il est recommandé d'introduire progressivement les aliments en commençant par des repas légers et facilement digestibles.
  - **Petits repas fréquents** : Plutôt que trois gros repas, envisagez de manger de plus petites quantités plus fréquemment.
  - **Mastication** : Bien mâcher les aliments facilite la digestion et réduit le risque d'obstruction.
  - **Surveillance** : Tenez un journal alimentaire pour identifier les aliments qui peuvent causer des problèmes ou des irritations.
  - **Consultation** : Consulter un nutritionniste ou une diététicienne peut aider à élaborer un régime alimentaire adapté et équilibré.

La nutrition pour une personne stomisée nécessite une approche personnalisée. Même si ces conseils peuvent servir de base, il est essentiel d'écouter son corps, de reconnaître comment il réagit à différents aliments et, si nécessaire, de consulter des professionnels de santé pour obtenir des recommandations spécifiques.

Gestion
des problèmes alimentaires courants

La stomie peut entraîner divers défis nutritionnels et alimentaires. Heureusement, avec une approche proactive et informée, ces problèmes peuvent souvent être gérés ou atténués. Voici quelques problèmes alimentaires courants et comment les gérer :

- Diarrhée :
    - **Causes potentielles** : infections, médicaments, aliments spécifiques, chirurgie récente.
    - **Gestion** : Consommer des aliments qui raffermissent les selles comme la banane, le riz, le pain grillé, et le thé. Éviter les aliments irritants ou gras et limiter les boissons caféinées. Hydratez-vous bien. Si la diarrhée est persistante, consulter un médecin.
- Constipation :
    - **Causes potentielles** : Manque de fibres, de liquides, médicaments, inactivité physique.
    - **Gestion** : Augmenter progressivement l'apport en fibres à travers les fruits, légumes et céréales complètes. Boire suffisamment d'eau et pratiquer une activité physique régulière. Éviter les aliments qui ralentissent le transit comme les fromages ou les viandes rouges en excès.

- Gaz excessif :
  - **Causes potentielles** : Certains aliments, boissons gazeuses, mastication rapide.
  - **Gestion** : Réduire la consommation d'aliments producteurs de gaz comme les choux, les haricots, les oignons, la bière ou les sodas. Manger lentement et éviter de boire avec une paille. Les enzymes digestives ou les probiotiques peuvent aider.
- Odeur :
  - Causes potentielles : Certains aliments.
  - **Gestion** : Réduire ou éliminer temporairement les aliments odorants comme le poisson, l'ail ou certains légumes crucifères. Le yogourt, les canneberges et les jus de fruits peuvent aider à neutraliser les odeurs.
- Déshydratation :
  - **Causes potentielles** : Perte excessive de liquides à cause de la stomie, notamment avec l'iléostomie.
  - **Gestion** : Augmenter l'apport en liquides. Les signes à surveiller comprennent la soif, l'urine foncée ou une diminution de la production d'urine.
- Obstruction de la stomie :
  - **Causes potentielles** : Aliments non mâchés correctement ou fibres dures.
  - **Gestion** : Boire de l'eau chaude ou des boissons gazeuses pour aider à dégager l'obstruction. Masser doucement autour de la stomie. Éviter de consommer des aliments en cause sans les mâcher soigneusement. Si l'obstruction ne se résout pas rapidement, consulter un médecin.

- Perte de poids ou malnutrition :
  - **Causes potentielles** : Absorption réduite de nutriments, évitement d'aliments, complications post-opératoires.
  - **Gestion** : Élaborer un plan alimentaire équilibré avec l'aide d'un nutritionniste. Prendre éventuellement des suppléments nutritionnels.

Il est essentiel pour les personnes stomisées de surveiller étroitement leur alimentation et de rechercher des conseils médicaux dès qu'elles suspectent un problème. Une approche proactive et une bonne éducation peuvent grandement contribuer à éviter ou à minimiser ces problèmes courants.

Chapitre 9 :
ACTIVITÉS PHYSIQUES
ET ADAPTABILITÉ

Impact de la stomie
sur l'activité physique

L'obtention d'une stomie est une transformation majeure pour le corps, qui peut, à première vue, sembler limiter les capacités physiques d'un individu. Toutefois, avec une bonne préparation et des précautions adéquates, une personne stomisée peut reprendre la plupart, sinon la totalité, de ses activités physiques précédentes. Voici comment la stomie peut influencer l'activité physique et comment gérer ces impacts :

- Après la chirurgie :
    - Immédiatement après l'opération, il est crucial de limiter les activités physiques pour permettre une cicatrisation adéquate. Une reprise progressive est recommandée, en commençant par des mouvements légers comme la marche.
- Risque de hernie :
    - Le site de la stomie peut devenir un point faible sur la paroi abdominale. Soulever des objets lourds ou exercer une pression excessive peut augmenter le risque de développer une hernie parastomiale. Des exercices renforçant la paroi abdominale et une technique appropriée pour soulever des objets peuvent aider à réduire ce risque.

- Activités aquatiques :
  - Nager est généralement sûr pour les personnes stomisées. Il est recommandé d'utiliser un dispositif de stomie étanche et de vérifier régulièrement l'adhérence. Après la baignade, il est préférable de changer le dispositif de stomie pour s'assurer qu'il adhère correctement.
- Sports de contact :
  - Les sports comme le football, le rugby ou la boxe présentent un risque de traumatisme pour la stomie. L'utilisation d'une protection abdominale spéciale ou d'une ceinture de stomie peut aider à protéger la zone.
- Exercices d'endurance et cardio :
  - Courir, faire du vélo ou danser sont des activités généralement sûres pour les personnes stomisées. Toutefois, il est bon de surveiller la zone de stomie pour s'assurer qu'il n'y a pas d'irritation due aux frottements.
- Yoga et étirements :
  - Ces activités sont bénéfiques car elles renforcent le corps et améliorent la flexibilité. Cependant, certains mouvements peuvent exercer une pression sur la stomie. Il est donc essentiel d'écouter son corps et de modifier ou d'éviter certaines postures si nécessaire.
- Gestion de la transpiration et de la déshydratation :
  - L'activité physique peut augmenter la transpiration, ce qui peut affecter l'adhérence du dispositif de stomie. Il est donc crucial de bien s'hydrater et de vérifier régulièrement l'adhérence du dispositif.
- Retour à l'activité physique :
  - Il est essentiel de discuter avec son médecin avant de reprendre toute activité physique. Chaque personne est unique, et ce qui

fonctionne pour une personne ne fonctionnera pas nécessairement pour une autre.

Avoir une stomie ne signifie pas renoncer à un mode de vie actif. En fait, l'activité physique peut améliorer le bien-être général et aider à gérer certains aspects de vivre avec une stomie. Avec les précautions appropriées et une bonne connaissance de son corps, une personne stomisée peut mener une vie saine et active.

Recommandations pour la reprise du sport

Reprendre une activité sportive après une chirurgie de stomie peut être une source d'appréhension, mais c'est tout à fait possible. Voici des recommandations pour aider à cette reprise en toute sécurité et confiance :

- Consultation médicale :
  - Avant toute reprise, il est impératif de consulter son médecin ou chirurgien pour s'assurer que la cicatrisation est complète et que l'activité envisagée est appropriée.
- Reprise progressive :
  - Commencez lentement. Une reprise graduelle permet au corps de s'adapter et minimise le risque de blessure ou de complications.
- Protection de la stomie :
  - Pour certains sports, notamment les sports de contact, pensez à utiliser des protections spécifiques pour stomies, comme des ceintures ou des plaques de protection.
- Hydratation :
  - L'hydratation est cruciale, en particulier pour ceux qui ont une iléostomie, car ils sont plus susceptibles de se déshydrater. Emportez

toujours une bouteille d'eau et buvez régulièrement.

- Gestion de l'équipement de stomie :
    - Prévoyez des réserves. Si vous partez pour une longue période ou une activité intense, emportez des fournitures supplémentaires en cas de besoin.
    - Assurez-vous que votre sac de stomie est bien fixé et n'est pas trop plein avant de commencer l'activité.
- Vêtements adaptés :
    - Portez des vêtements qui offrent soutien et confort, sans serrer ni frotter contre la stomie. Des vêtements de sport spécifiques pour les stomisés sont disponibles sur le marché.
- Écoutez votre corps :
    - Si vous ressentez de la douleur, de l'inconfort ou toute autre sensation inhabituelle pendant l'activité, arrêtez-vous et évaluez la situation. Ne forcez jamais.
- Activités aquatiques :
    - Si vous nagez, assurez-vous d'avoir un dispositif de stomie étanche. Après la baignade, il est bon de changer le dispositif pour s'assurer qu'il reste bien adhérent.
- Renforcement musculaire :
    - Les exercices de renforcement, en particulier pour les muscles abdominaux, peuvent être bénéfiques, mais ils doivent être entrepris avec prudence pour éviter une hernie parastomiale. Discutez avec un physiothérapeute ou un coach sportif spécialisé.
- Connexion avec d'autres stomisés :
    - Rejoignez des groupes ou des associations de personnes stomisées. Cela peut offrir du soutien, des astuces et des témoignages de personnes ayant vécu des expériences similaires.

Avec les précautions nécessaires et une attitude positive, la reprise du sport après une stomie est non seulement possible mais aussi bénéfique. Cela contribue à améliorer la qualité de vie, renforcer le corps et l'esprit, et redonner confiance en soi.

Conseils pour les activités quotidiennes et la vie sociale

Vivre avec une stomie nécessite quelques ajustements, mais cela ne signifie pas qu'il faille renoncer à une vie quotidienne et sociale épanouissante. Voici des conseils pour naviguer au mieux dans ces domaines :

- Gestion de la stomie au quotidien :
    - **Routine de soins** : Établissez une routine régulière pour les soins de la stomie. Cela deviendra une seconde nature et vous rassurera dans vos activités.
    - **Habillement** : Portez des vêtements qui sont à la fois confortables et élégants. Des vêtements adaptés, comme des ceintures ou des lingeries spécifiques, peuvent aider à cacher et protéger la stomie.
- Alimentation :
    - Apprenez à connaître les aliments qui vous conviennent le mieux. Bien que de nombreuses personnes stomisées puissent manger normalement, certaines doivent éviter des aliments qui causent des gaz ou des irritations.
- Vie professionnelle :
    - Si vous travaillez, parlez à votre employeur de vos besoins spécifiques, si nécessaire. Une petite adaptation de votre environnement de travail peut faire une grande différence.

- Prévoyez toujours un kit d'urgence avec des fournitures de stomie au travail.
- Sorties et loisirs :
  - Ne vous privez pas des activités que vous aimez. Que ce soit le cinéma, le théâtre, les concerts ou les repas au restaurant, préparez-vous simplement en vérifiant votre stomie avant de partir et en emportant des fournitures supplémentaires.
  - Si vous voyagez, informez-vous sur la disponibilité des fournitures dans votre destination et emportez une quantité suffisante.
- Relations intimes :
  - La stomie ne doit pas être un obstacle à l'intimité. Communiquez ouvertement avec votre partenaire sur vos inquiétudes et vos besoins. Des accessoires comme les ceintures peuvent aider à se sentir plus à l'aise.
- Gestion de l'image corporelle :
  - Acceptez votre corps tel qu'il est. Si vous avez des difficultés à accepter votre image après la chirurgie, envisagez de parler à un professionnel ou de rejoindre un groupe de soutien.
- Vie sociale :
  - Restez connecté avec vos amis et votre famille. Ils peuvent être une source de soutien précieuse.
  - Si vous êtes à l'aise, informez vos proches de votre stomie pour qu'ils comprennent et respectent vos besoins.
- Éducation et sensibilisation :
  - Apprenez autant que possible sur votre stomie. Cela vous donnera confiance en vous dans diverses situations sociales.

- Si vous vous sentez à l'aise, sensibilisez votre entourage à la stomie pour déconstruire les préjugés et inquiétudes.
- Activités sportives et physiques :
  - Comme mentionné précédemment, n'hésitez pas à pratiquer des sports et des activités physiques, avec les précautions appropriées.
- Rejoindre une communauté :
  - Les groupes de soutien et les associations peuvent être une source inestimable de conseils, d'amitié et de soutien.

Vivre avec une stomie est un ajustement, mais cela ne signifie pas mettre fin à une vie quotidienne riche et sociale. Avec de la préparation, de l'éducation et du soutien, vous pouvez profiter pleinement de chaque aspect de la vie.

Chapitre 10 :
LA PÉDIATRIE EN STOMATHÉRAPIE

Particularités des soins
pour enfants stomisés

Les enfants stomisés présentent des défis et des besoins uniques en matière de soins. Leur anatomie en développement, leur compréhension limitée de la situation et leurs besoins émotionnels distincts requièrent une approche adaptée. Voici les particularités à prendre en compte :

- Anatomie et croissance :
    - L'anatomie d'un enfant est différente et évolue rapidement. Cela signifie que la taille et la position de la stomie, ainsi que le choix des équipements, devront être réévalués régulièrement.
    - Il est crucial de choisir des dispositifs adaptés à la taille de l'enfant, évolutifs avec sa croissance.
- Peau délicate :
    - La peau des enfants est plus fine et plus sensible. Il est donc essentiel de choisir des produits doux et hypoallergéniques pour éviter les irritations.
- Éducation et compréhension :
    - En fonction de l'âge, expliquez à l'enfant ce qu'est la stomie de manière simple et rassurante. Utilisez des jouets ou des livres pour aider à illustrer.
    - Impliquez l'enfant dans les soins lorsque cela est possible et approprié, pour qu'il se sente maître de la situation.

- Soutien émotionnel :
  - Les enfants peuvent avoir du mal à comprendre pourquoi ils ont une stomie, ce qui peut entraîner des sentiments de peur, de confusion ou de différence. Il est essentiel de les rassurer et de leur fournir un soutien émotionnel adapté.
  - Les jeux thérapeutiques peuvent être utiles pour aider les enfants à exprimer leurs sentiments.
- Vie scolaire :
  - Informez les enseignants et le personnel scolaire de la situation de l'enfant, afin qu'ils puissent offrir le soutien nécessaire et être préparés en cas d'urgence.
  - Encouragez l'enfant à participer à des activités scolaires et extrascolaires comme tout autre enfant, tout en prenant les précautions nécessaires.
- Adolescence et estime de soi :
  - L'adolescence est une période de changements et de quête d'identité. Les adolescents stomisés peuvent ressentir des préoccupations accrues quant à leur image corporelle. Un soutien psychologique peut être bénéfique.
- Formation et autonomie :
  - Au fur et à mesure que l'enfant grandit, formez-le à prendre soin de sa stomie de manière autonome. Cela renforcera sa confiance en lui et facilitera sa transition vers l'âge adulte.
- Réseaux de soutien :
  - Rejoignez des groupes de soutien spécifiquement destinés aux familles d'enfants stomisés. Ces groupes offrent un espace pour partager des expériences, obtenir des conseils et créer des liens.

- Surveillance médicale :
  - Les enfants nécessitent une surveillance médicale régulière pour s'assurer que la stomie fonctionne bien et pour détecter tout signe de complication ou de malaise.
- Nutrition et hydratation :
  - Les besoins nutritionnels des enfants sont différents. Travaillez avec un nutritionniste pour garantir une alimentation équilibrée adaptée à la stomie et propice à une croissance saine.

Les soins des enfants stomisés nécessitent une attention particulière et une approche adaptée à leur âge et à leurs besoins. Avec le bon soutien, les enfants stomisés peuvent mener une vie pleine et épanouissante, tout en apprenant à gérer leur stomie avec confiance.

Gestion psychologique et éducative des jeunes patients

La création d'une stomie chez un jeune patient, qu'il s'agisse d'un enfant ou d'un adolescent, a des implications profondes non seulement sur le plan physique mais aussi psychologique et éducatif. Voici comment aborder ces défis pour garantir un bien-être optimal :

- Compréhension et éducation :
  - **Simplicité et honnêteté** : Expliquez à l'enfant ou à l'adolescent ce qu'est une stomie de manière simple et directe, en utilisant des mots qu'il peut comprendre.
  - **Ressources visuelles** : Utilisez des livres, des vidéos ou des jouets pour aider à expliquer le processus.

- Soutien émotionnel :
  - **Écoute active** : Accordez une attention particulière aux préoccupations et aux sentiments du jeune patient, offrant un espace pour exprimer ses craintes.
  - **Validation** : Reconnaître et valider les émotions du jeune patient, lui montrer que ce qu'il ressent est normal et compréhensible.
  - **Thérapies expressives** : Encouragez les arts ou d'autres formes d'expression pour aider le patient à gérer ses sentiments.
- Gestion de l'estime de soi :
  - **Affirmation** : Renforcez la confiance de l'enfant ou de l'adolescent en mettant en valeur ses forces et ses réalisations, malgré la stomie.
  - **Groupes de soutien** : Les groupes pour jeunes patients stomisés peuvent offrir une plateforme pour partager des expériences et se rendre compte qu'ils ne sont pas seuls.
- Éducation et vie scolaire :
  - **Communication avec l'école** : Informez les enseignants et le personnel scolaire de la stomie de l'enfant, fournissant des directives claires sur les soins et les urgences potentielles.
  - **Plan d'intervention individualisé** : Si nécessaire, mettez en place un plan pour répondre aux besoins éducatifs et médicaux spécifiques de l'enfant à l'école.
- Préparation à l'indépendance :
  - **Soins autonomes** : À mesure que le jeune patient grandit, formez-le à prendre soin de sa stomie indépendamment.
  - **Planification de l'avenir** : Discutez des aspirations futures, que ce soit en matière d'éducation, de carrière ou de relations, et

comment la stomie peut s'intégrer dans ces plans.

- Réseaux sociaux et amitiés :
  - Encouragez le jeune patient à maintenir et à développer ses amitiés, tout en lui fournissant des stratégies pour discuter de sa stomie si et quand il le souhaite.
- Soutien familial :
  - Offrez des ressources et une formation aux membres de la famille pour qu'ils puissent soutenir efficacement le jeune patient.
  - Favorisez un environnement familial ouvert où la stomie peut être discutée sans tabou.

La prise en charge psychologique et éducative des jeunes patients stomisés est un élément essentiel pour garantir leur bien-être et leur épanouissement. Avec le bon soutien, ces jeunes peuvent naviguer dans cette période avec confiance, résilience et espoir pour l'avenir.

Collaboration avec les parents et les proches

La collaboration avec les parents et les proches est cruciale dans la prise en charge des jeunes patients stomisés. La stomie ne touche pas seulement le patient mais a aussi des répercussions sur toute la famille. Voici comment faciliter cette collaboration pour garantir les meilleurs soins possibles :

- Éducation et information :
  - **Sessions d'information** : Organisez des sessions pour expliquer ce qu'est une stomie, son fonctionnement, et ce à quoi la famille peut s'attendre.

- **Ressources écrites** : Fournissez des brochures, des livres ou des vidéos pour que la famille puisse y revenir quand elle le souhaite.
- Soutien émotionnel :
  - **Espaces de dialogue** : Offrez aux parents et aux proches la possibilité d'exprimer leurs inquiétudes, leurs craintes et leurs espoirs.
  - **Thérapie familiale** : Dans certains cas, une thérapie familiale peut aider à gérer les tensions ou les préoccupations liées à la stomie.
- Formation pratique :
  - **Ateliers de soins** : Organisez des ateliers où les parents et les proches peuvent apprendre les techniques de soins nécessaires, sous la supervision d'un professionnel.
  - **Simulations** : Les simulations pratiques peuvent aider les proches à se sentir plus confiants lors de la gestion de situations d'urgence ou de complications.
- Communication régulière :
  - **Mises à jour régulières** : Informez régulièrement la famille de l'état de santé du patient, des évolutions et des ajustements de soins.
  - **Canal de communication direct** : Offrez aux parents un moyen de contacter directement l'équipe médicale en cas de questions ou d'inquiétudes.
- Intégration dans le processus décisionnel :
  - Impliquez activement les parents et les proches dans les décisions concernant les soins, le choix des dispositifs, et tout autre aspect du traitement.
- Groupe de soutien pour les familles :
  - Créez ou recommandez des groupes de soutien spécifiquement destinés aux familles

des patients stomisés pour partager des expériences, des conseils et du soutien.

- Prendre en compte les besoins individuels :
    - Chaque famille est unique. Faites preuve d'empathie et de flexibilité pour répondre aux besoins spécifiques et aux préoccupations individuelles de chaque famille.
- Planification à long terme :
    - Discutez avec la famille des plans futurs, tels que la reprise de l'école, les activités extrascolaires, et la transition vers les soins pour adultes.

La stomie d'un jeune patient est un défi qui nécessite l'implication de toute la famille. En collaborant étroitement avec les parents et les proches, on peut garantir que le patient reçoit les meilleurs soins possibles tout en soutenant la famille dans son ensemble.

Chapitre 11 :
STOMIES ET VIEILLISSEMENT

Adaptations nécessaires pour les personnes âgées

Les personnes âgées qui ont besoin d'une stomie rencontrent des défis uniques en raison de leur âge avancé, de leurs co-morbidités associées et de leurs capacités physiques et cognitives parfois réduites. Il est crucial d'adapter les soins pour répondre à leurs besoins particuliers. Voici comment :

- Évaluation initiale approfondie :
  - **Évaluation médicale** : Identifiez les problèmes de santé sous-jacents qui pourraient affecter les soins et la guérison.
  - **Évaluation cognitive** : Vérifiez la présence de troubles cognitifs, tels que la démence, qui peuvent influencer la capacité du patient à comprendre et à suivre les soins.
- Éducation et communication adaptées :
  - **Simplicité** : Utilisez un langage simple et clair, avec des instructions étape par étape.
  - **Ressources visuelles** : Les aides visuelles, telles que les illustrations, peuvent faciliter la compréhension.
  - **Répétition** : Répétez les informations importantes plusieurs fois pour renforcer la compréhension.
- Assistance supplémentaire pour les soins :
  - **Aides auxiliaires** : Des dispositifs comme des pinces à long manche peuvent aider les

personnes âgées ayant des difficultés motrices à s'occuper de leur stomie.

- **Soins à domicile** : Envisagez des visites d'infirmiers à domicile pour aider à la gestion et au suivi.
- Considérations médicamenteuses :
  - **Revue des médicaments** : Assurez-vous que les médicaments du patient sont compatibles avec la stomie et ne nuisent pas à la guérison.
  - **Facilitation de la prise** : Les piluliers ou les rappels peuvent aider à gérer les médicaments.
- Soutien émotionnel spécifique :
  - **Gestion du deuil** : Les personnes âgées peuvent ressentir une perte d'indépendance ou de dignité. Offrez un soutien émotionnel pour gérer ces sentiments.
  - **Groupes de soutien pour seniors** : Ces groupes peuvent offrir une plateforme pour partager des expériences spécifiques à leur groupe d'âge.
- Sécurité à domicile :
  - **Adaptations du logement** : Des modifications, comme des barres d'appui ou des chaises adaptées, peuvent faciliter les soins à domicile.
  - **Surveillance** : Envisagez des dispositifs de surveillance ou d'alerte pour les urgences.
- Intégration des aidants naturels :
  - Impliquez les aidants naturels, qu'il s'agisse de membres de la famille ou de professionnels, dans le processus de soins pour assurer une prise en charge continue.
- Considérations nutritionnelles :
  - **Adaptations alimentaires** : Adaptez le régime alimentaire pour tenir compte à la fois

des besoins liés à la stomie et des besoins nutritionnels spécifiques des personnes âgées.

Adapter les soins pour les personnes âgées stomisées nécessite une attention particulière aux défis uniques qu'elles rencontrent. Avec une approche individualisée, ces patients peuvent recevoir des soins optimaux qui respectent leurs besoins et leur dignité.

Gestion des comorbidités et des médicaments

La présence de comorbidités chez un patient stomisé ajoute une couche supplémentaire de complexité à la prise en charge. La gestion concomitante des médicaments pour ces conditions est primordiale pour assurer le bien-être du patient. Voici comment aborder cette problématique :

- Évaluation détaillée des comorbidités :
    - **Inventaire des pathologies** : Identifiez toutes les affections médicales du patient pour anticiper les interactions possibles avec la stomie.
    - **Revue des symptômes** : Analysez la gravité et la stabilité de chaque comorbidité pour déterminer l'impact potentiel sur la prise en charge de la stomie.
- Compréhension des médicaments :
    - **Liste exhaustive** : Obtenez une liste complète de tous les médicaments, y compris les prescriptions, les médicaments en vente libre et les compléments.
    - **Interactions potentielles** : Étudiez les médicaments pour repérer toute interaction qui pourrait affecter la stomie ou sa guérison.

- Adaptations des médicaments :
  - **Modification des dosages** : Certains médicaments peuvent nécessiter des ajustements de dosage post-opératoires.
  - **Substitution** : Envisagez des alternatives lorsque les médicaments actuels présentent un risque pour le patient stomisé.
- Suivi régulier :
  - **Examens réguliers** : Planifiez des consultations régulières pour surveiller l'efficacité des médicaments et la progression des comorbidités.
  - **Réajustements proactifs** : Modifiez les traitements en fonction de l'évolution de la santé du patient.
- Éducation du patient :
  - **Compréhension des médicaments** : Assurez-vous que le patient comprend pourquoi chaque médicament est prescrit et quelles sont les implications pour sa stomie.
  - **Observance thérapeutique** : Sensibilisez le patient à l'importance de suivre les prescriptions à la lettre.
- Communication interprofessionnelle :
  - **Liaison avec d'autres spécialistes** : Collaborez étroitement avec les autres professionnels de santé (par exemple, cardiologue, endocrinologue) qui prennent en charge les comorbidités du patient.
  - **Échanges réguliers** : Maintenez une communication ouverte pour assurer une prise en charge cohérente et intégrée.
- Prévention des complications :
  - **Surveillance des effets secondaires** : Surveillez les effets secondaires des médicaments qui pourraient impacter la stomie ou la santé générale.

- **Plan d'action d'urgence** : Établissez un plan pour traiter rapidement toute complication ou interaction médicamenteuse.

Conclusion :

La gestion des comorbidités et des médicaments chez un patient stomisé nécessite une attention méticuleuse, une communication étroite entre les professionnels de santé, et une éducation solide du patient. En abordant ces aspects de manière proactive, on peut minimiser les risques et garantir une meilleure qualité de vie pour le patient.

Collaboration avec d'autres professionnels de santé dans le cadre gériatrique

Lors de la prise en charge des patients âgés stomisés, la collaboration interdisciplinaire devient essentielle. Les personnes âgées ont souvent des besoins médicaux, sociaux et psychologiques plus complexes, qui nécessitent une approche intégrée. Voici comment se concrétise cette collaboration :

- Reconnaissance de la complexité :
  - **Besoin d'une équipe élargie** : Comprendre que la stomie, associée à l'âge avancé, requiert une équipe médicale diversifiée.
  - **Appréciation de l'expertise** : Valoriser les compétences de chaque professionnel pour une prise en charge holistique du patient.
- Liaison avec le médecin traitant :
  - **Coordination des soins** : Assurer que le médecin est informé des aspects spécifiques de la stomie et de toute modification des traitements.

- **Gestion des comorbidités** : Collaborer pour surveiller et traiter les autres pathologies du patient.
- Travail avec le pharmacien :
  - **Gestion médicamenteuse** : S'assurer que le patient reçoit des médicaments adaptés, tout en tenant compte des spécificités de la stomie.
  - **Éviter les interactions** : Travailler en étroite collaboration pour éviter toute interaction médicamenteuse.
- Engagement avec le kinésithérapeute :
  - **Mobilisation et réhabilitation** : Collaborer pour aider le patient à regagner de la mobilité et à améliorer sa force physique.
  - **Conseils pour éviter les complications** : Conseiller sur les techniques pour éviter des problèmes tels que les hernies parastomales.
- Collaboration avec le psychologue/psychiatre :
  - **Soutien émotionnel** : Reconnaître que les personnes âgées peuvent avoir des difficultés d'adaptation psychologique après la création d'une stomie.
  - **Gestion des troubles cognitifs** : Aborder les problèmes potentiels liés à la démence ou à d'autres troubles cognitifs.
- Liaison avec le diététicien :
  - **Adaptations alimentaires** : Collaborer pour adapter le régime alimentaire du patient en fonction de la stomie et des besoins spécifiques de l'âge avancé.
  - **Gestion des problèmes nutritionnels** : Surveiller et intervenir en cas de malnutrition ou de déshydratation.
- Travail avec les travailleurs sociaux :
  - **Évaluation des besoins sociaux** : Déterminer si le patient a besoin d'une aide à

domicile, d'une admission en établissement ou d'autres soutiens sociaux.

- **Ressources et soutien** : Orienter le patient vers les ressources disponibles dans la communauté.
- Collaboration avec les ergothérapeutes :
  - **Adaptations du domicile** : Collaborer pour adapter le domicile du patient afin qu'il puisse gérer sa stomie en toute sécurité.
  - **Conseils pratiques** : Offrir des solutions pour faciliter les activités quotidiennes.

La prise en charge des patients âgés stomisés requiert une approche interprofessionnelle pour garantir une qualité de vie optimale. En travaillant de manière synchronisée avec les différents acteurs de la santé, l'infirmier en stomathérapie joue un rôle central pour assurer que les soins sont complets, cohérents et individualisés.

Chapitre 12 :
COMPLICATIONS RARES
ET CAS SPÉCIAUX

Présentation de complications moins courantes

La stomie, bien qu'elle offre une solution vitale à de nombreux problèmes médicaux, peut parfois présenter des complications. Si certaines sont bien connues et fréquentes, d'autres sont moins courantes mais tout aussi importantes à identifier et à traiter. Voici un aperçu de ces complications moins courantes :

* Sténose stomiale :
    * **Description** : Rétrécissement de l'ouverture de la stomie, rendant difficile l'évacuation des selles ou de l'urine.
    * **Symptômes** : Diminution du calibre des selles, douleur lors de l'évacuation, distension abdominale.
    * **Prise en charge** : Dilatation stomiale, parfois chirurgie.
* Prolapsus stomial :
    * **Description** : Prolongement excessif du segment intestinal à travers la stomie.
    * **Symptômes** : Augmentation visible de la taille de la stomie, inconfort, douleur.
    * **Prise en charge** : Réduction manuelle, ceinture de soutien, chirurgie dans les cas graves.
* Granulomes :
    * **Description** : Petites excroissances charnues autour de la stomie dues à une irritation.

91

- **Symptômes** : Petits nodules rouges ou roses, saignements mineurs.
  - **Prise en charge** : Élimination par caustiques ou chirurgie mineure.
- Fistules parastomiales :
  - **Description** : Connexions anormales entre l'intestin et la peau autour de la stomie.
  - **Symptômes** : Écoulement de liquide ou de matières fécales en dehors de la stomie.
  - **Prise en charge** : Gestion du drainage, chirurgie.
- Stomie muqueuse :
  - **Description** : Transformation de la stomie en une surface muqueuse due à une régénération cellulaire excessive.
  - **Symptômes** : Apparence lisse et brillante, perte de l'aspect "intestin".
  - **Prise en charge** : Surveillance, biopsie si suspecté de malignité.
- Nécrose :
  - **Description** : Mort des tissus de la stomie, souvent due à un manque d'apport sanguin.
  - **Symptômes** : Noirceur ou décoloration, absence de saignement lors du toucher.
  - **Prise en charge** : Urgence chirurgicale.
- Pyodermite gangréneuse :
  - **Description** : Inflammation rare de la peau, potentiellement grave, souvent associée à des maladies inflammatoires de l'intestin.
  - **Symptômes** : Plaies douloureuses, ulcérations, fièvre.
  - **Prise en charge** : Corticostéroïdes, immunosuppresseurs.

Si les complications courantes des stomies sont bien documentées, il est essentiel de connaître également ces complications moins fréquentes. Leur détection et prise en charge rapide permettent d'éviter des complications secondaires et garantissent une meilleure qualité de vie au patient. Une formation continue et une mise à jour régulière des connaissances sont cruciales pour les infirmiers en stomathérapie.

Interventions spécifiques et gestion des soins

Lorsqu'il s'agit de la prise en charge des patients stomisés, certaines interventions spécifiques sont nécessaires pour garantir le bien-être du patient et prévenir les complications. Cela va bien au-delà de la simple surveillance de la stomie et implique une série de mesures adaptées à chaque type et stade de stomie. Voici une exploration détaillée de ces interventions :

- Évaluation initiale de la stomie :
    - **Examen visuel** : Assurer une couleur rose ou rouge, vérifier la taille et la forme.
    - **Palpation** : Sentir pour détecter toute anomalie ou sensibilité.
    - **Évaluation de la sortie** : Examiner la consistance, la couleur et la quantité des selles ou de l'urine.
- Protection de la peau péristomiale :
    - **Nettoyage doux** : Utiliser de l'eau tiède et éviter les produits agressifs.
    - **Application de barrières protectrices** : Utilisation de sprays, de poudres ou de crèmes pour protéger la peau.
    - **Changement régulier de la poche** : Éviter une usure prolongée qui pourrait endommager la peau.

- Surveillance régulière :
  - **Recherche de signes d'infection** : Rougeur, chaleur, douleur ou écoulement purulent.
  - **Détection des complications** : Comme la nécrose, le prolapsus, la sténose ou les granulomes.
  - **Suivi de la sortie** : Noter toute modification significative dans la quantité ou la consistance.
- Éducation du patient :
  - **Auto-soins** : Enseigner au patient comment changer la poche, nettoyer la stomie et protéger la peau.
  - **Reconnaissance des complications** : Informer sur les signes à surveiller.
  - **Nutrition** : Fournir des directives sur les aliments à privilégier ou à éviter selon le type de stomie.
- Soutien psychologique :
  - **Écoute active** : Offrir un espace pour que le patient puisse exprimer ses sentiments et ses préoccupations.
  - **Ressources** : Orienter vers des groupes de soutien ou des professionnels spécialisés.
  - **Renforcement de l'image de soi** : Aider le patient à s'adapter à sa nouvelle image corporelle.
- Interventions spécialisées :
  - **Irrigation pour colostomie** : Technique pour aider à réguler la sortie des selles.
  - **Techniques de dilatation** : Pour les patients présentant une sténose stomiale.
  - **Soins des ulcérations ou granulomes** : Avec l'utilisation de traitements topiques ou de petites procédures.

- Planification de la sortie :
  - **Liste des fournitures nécessaires** : Assurer que le patient dispose de tout le matériel nécessaire.
  - **Coordination avec d'autres professionnels** : Assurer un suivi avec les diététiciens, les psychologues, etc.
  - **Plan de suivi** : Programmer les visites de suivi pour une évaluation continue.

L'intervention et la gestion des soins pour les patients stomisés nécessitent une approche holistique, allant de l'évaluation physique à l'éducation et au soutien psychologique. En offrant des soins personnalisés et en tenant compte des besoins individuels, les infirmières en stomathérapie jouent un rôle essentiel dans l'amélioration de la qualité de vie des patients.

Récits de patients et expériences partagées

La stomie change profondément la vie d'une personne. Les témoignages de patients apportent une perspective unique et profondément personnelle sur ce que signifie vivre avec une stomie au quotidien. Ces récits peuvent offrir du réconfort, des conseils et une sensibilisation tant pour ceux qui vivent avec une stomie que pour ceux qui en prennent soin.

- **Julien, 32 ans – Une nouvelle chance** :
  Julien a été diagnostiqué avec une maladie de Crohn à l'adolescence. Après des années de traitements intensifs, la décision de subir une iléostomie a été prise. « Cette stomie, c'était ma nouvelle chance », raconte-t-il. Bien qu'il ait eu du mal à accepter son nouveau corps au début, il a finalement réalisé qu'il

avait retrouvé une vie sans douleur constante. Il est devenu un ardent défenseur des patients stomisés, partageant son expérience avec d'autres.

- **Sophie, 45 ans – La honte et la résilience** :
Après un diagnostic de cancer du côlon, Sophie a dû subir une colostomie. Elle parle ouvertement de la honte initiale qu'elle ressentait, surtout lors des premières fuites en public. Grâce à l'aide de son infirmière en stomathérapie et à une communauté de soutien en ligne, elle a appris à gérer sa stomie et à embrasser sa nouvelle normalité. « Ce n'est pas une fin, mais un nouveau début », affirme-t-elle.

- **Lucas, 7 ans – Vu à travers les yeux d'un enfant** :
Né avec une malformation congénitale, Lucas vit avec une urostomie depuis qu'il est bébé. Sa mère raconte comment il a intégré la stomie dans sa vie, la considérant simplement comme une partie de lui. Grâce à des adaptations dans son école et le soutien de sa famille, Lucas mène une vie d'enfant ordinaire, jouant au football avec ses amis et participant à des sorties scolaires.

- **Élise, 68 ans – L'adaptation à un changement tardif dans la vie** :
Élise a subi une stomie à la suite d'une diverticulite compliquée. Elle raconte les défis d'accepter ce changement à un âge avancé, surtout avec d'autres comorbidités. Mais avec l'aide de son mari, de ses enfants et d'un groupe de soutien local, elle a trouvé des moyens d'adapter sa routine quotidienne et de continuer à voyager, ce qu'elle aime tant.

- **Karim, 40 ans – La stomie et la spiritualité** :
Pour Karim, sa stomie a été une épreuve tant physique que spirituelle. En tant que musulman

pratiquant, il a dû réconcilier sa condition avec ses croyances religieuses. Il partage comment il a trouvé du réconfort dans sa foi et comment il a adapté ses pratiques religieuses pour tenir compte de sa stomie.

Chaque récit de patient stomisé est unique, reflétant les défis, les triomphes, les bas et les hauts de leur parcours. En partageant ces expériences, on offre une voix à ceux qui vivent avec une stomie et on fournit une ressource précieuse pour ceux qui pourraient un jour emprunter un chemin similaire. Ces histoires rappellent l'importance de l'empathie, de la compréhension et du soutien dans la prise en charge des patients stomisés.

Chapitre 13 :
TRAVAIL EN RÉSEAU :
COLLABORATION INTERDISCIPLINAIRE

L'importance de la collaboration avec d'autres professionnels de santé

La prise en charge d'un patient stomisé est un parcours complexe qui requiert une approche multidisciplinaire. Il ne s'agit pas seulement de la mise en place et de l'entretien de la stomie elle-même, mais de considérer le patient dans sa globalité. Dans ce contexte, l'infirmière en stomathérapie joue un rôle central, mais elle doit collaborer étroitement avec une équipe élargie de professionnels de santé pour assurer une prise en charge holistique.

- **Chirurgiens et médecins spécialistes** :
  Les chirurgiens sont bien sûr les principaux intervenants lorsqu'il s'agit de la mise en place d'une stomie. Leur expertise technique est essentielle pour garantir que la procédure soit effectuée avec précision. Les gastro-entérologues, oncologues et urologues, entre autres, sont également souvent impliqués dans la prise en charge pré et post-opératoire du patient.
- **Dietéticiens** :
  La nutrition joue un rôle crucial pour les patients stomisés. Certains aliments peuvent affecter le fonctionnement de la stomie, tandis que d'autres peuvent être nécessaires pour assurer une bonne cicatrisation et une santé optimale. Le régime alimentaire d'un patient peut nécessiter des ajustements, et le rôle d'un diététicien est primordial à cet égard.

- **Physiothérapeutes** :
  La reprise de l'activité physique après une chirurgie, et la manière dont la stomie affecte la mobilité et la force du patient, sont des éléments essentiels à considérer. Les physiothérapeutes aident les patients à retrouver leur force, à améliorer leur mobilité et à adapter leurs mouvements pour tenir compte de la stomie.
- **Psychologues et travailleurs sociaux** :
  La stomie peut avoir un impact significatif sur la santé mentale d'un patient. La peur, l'anxiété, le deuil de son ancien corps, et d'autres émotions peuvent être omniprésentes. Les psychologues et les travailleurs sociaux peuvent aider les patients à naviguer dans ces eaux émotionnelles tumultueuses.
- **Pharmaciens** :
  Les patients stomisés peuvent avoir besoin de médicaments spécifiques, que ce soit pour gérer la douleur, les infections ou d'autres complications. Les pharmaciens jouent un rôle crucial en conseillant sur les médicaments appropriés, leurs interactions et leurs effets secondaires potentiels.
- **Autres infirmières spécialisées** :
  Les infirmières en stomathérapie peuvent souvent collaborer avec d'autres infirmières spécialisées, comme les infirmières oncologiques, les infirmières pour le traitement des plaies ou les infirmières en soins palliatifs, pour n'en nommer que quelques-unes.

La prise en charge d'un patient stomisé est un effort d'équipe. Chaque professionnel apporte une expertise spécifique, garantissant que le patient bénéficie d'une prise en charge complète et individualisée. La collaboration est essentielle pour offrir des soins de la plus haute qualité et assurer le bien-être à long terme du patient.

Optimisation de la prise en charge globale du patient

La stomie est une intervention majeure qui a des répercussions profondes sur la vie d'un patient. Cependant, l'expérience peut être grandement améliorée par une prise en charge globale et optimisée. Cette approche englobe toutes les facettes du bien-être du patient, qu'elles soient physiologiques, psychologiques ou sociales.

- **Évaluation initiale complète** :
  Avant la chirurgie, il est essentiel d'évaluer en profondeur l'état général du patient, ses antécédents médicaux, ses besoins nutritionnels, ses capacités physiques, ainsi que ses préoccupations et craintes émotionnelles. Cette évaluation permet de concevoir un plan de soins personnalisé.
- **Éducation préopératoire** :
  Informer le patient de ce à quoi il peut s'attendre avant, pendant et après la chirurgie est crucial. Cela inclut des informations sur l'intervention elle-même, les soins postopératoires, la gestion de la stomie, la nutrition, et plus encore.
- **Soutien psychologique** :
  La composante émotionnelle est souvent sous-estimée. Faire appel à des psychologues ou des conseillers spécialisés peut aider le patient à gérer l'anxiété, la dépression ou d'autres sentiments liés à la stomie.
- **Planification postopératoire** :
  Après la chirurgie, le patient a besoin d'un suivi régulier pour surveiller la guérison, identifier et traiter les complications éventuelles, et s'assurer que la stomie fonctionne correctement.
- **Programmes de rééducation** :
  Ces programmes, menés par des physiothérapeutes

ou des ergothérapeutes, peuvent aider le patient à retrouver sa mobilité, à adapter ses mouvements et à retrouver confiance en lui.

- **Formation aux soins à domicile** :
Une fois que le patient est prêt à rentrer chez lui, il doit être bien formé aux soins de sa stomie, à la gestion des dispositifs médicaux et à la détection des signes de complications.
- **Groupes de soutien et mentorat** :
Relier les patients à des groupes de soutien ou à des mentors qui ont déjà vécu l'expérience d'une stomie peut être extrêmement bénéfique. Ces interactions permettent de partager des conseils pratiques, des histoires et du réconfort.
- **Suivi à long terme** :
Un plan de suivi à long terme, incluant des consultations régulières avec l'infirmière en stomathérapie, le chirurgien et d'autres spécialistes, est essentiel pour s'assurer que le patient continue de bien gérer sa stomie et qu'il mène une vie épanouissante.
- **Intégration avec d'autres professionnels de santé**
La prise en charge globale implique souvent une collaboration avec d'autres spécialistes, tels que des nutritionnistes, des conseillers en activité physique ou des travailleurs sociaux.

L'optimisation de la prise en charge globale d'un patient stomisé repose sur une approche intégrée qui tient compte de tous les besoins du patient. Elle vise à améliorer non seulement la santé physique du patient, mais aussi son bien-être émotionnel, social et mental, en veillant à ce qu'il reçoive les meilleurs soins possibles à chaque étape de son parcours.

Chapitre 14 :
MATÉRIEL ET TECHNOLOGIE
EN STOMATHÉRAPIE

Évolution des dispositifs de stomie

L'histoire de la médecine regorge d'exemples de progrès technologiques, et les dispositifs de stomie n'échappent pas à cette tendance. Depuis les premières stomies jusqu'aux innovations d'aujourd'hui, l'évolution des dispositifs de stomie a été guidée par un désir constant d'améliorer le confort, la sécurité et la qualité de vie des patients.

* **Les débuts – Stomies rudimentaires** :
  Les premières stomies étaient réalisées sans dispositifs spécialisés pour la gestion des déchets corporels. Les patients utilisaient souvent des morceaux de tissu ou des sacs en caoutchouc attachés à leur ouverture stomiale, nécessitant des changements fréquents et des soins intensifs.
* **L'avènement du plastique** :
  Dans les années 1950 et 1960, avec l'avènement des matériaux en plastique, les premiers sacs de stomie adaptés sont apparus. Ces sacs étaient plus hygiéniques et plus faciles à utiliser que les dispositifs précédents, bien qu'ils fussent encore loin d'être parfaits.
* **La révolution adhésive** :
  L'un des plus grands défis a toujours été de garantir une fixation sécurisée du sac à la peau sans causer d'irritation. Les années 1970 ont vu l'introduction de plaques adhésives cutanées qui ont grandement amélioré l'étanchéité et le confort pour le patient.

102

- **Conception en deux pièces** :
  Les années 1980 ont introduit des systèmes en deux pièces, où le sac et la plaque cutanée sont distincts. Cette conception offre plus de flexibilité, permettant aux patients de changer le sac sans retirer la plaque, minimisant ainsi les irritations cutanées.
- **Matériaux hypoallergéniques et respirants** :
  Avec la recherche continue en biomatériaux, les plaques cutanées sont devenues plus douces, hypoallergéniques et perméables à l'air, réduisant les risques d'allergies et d'infections.
- **Miniaturisation et discrétion** :
  La tendance vers des dispositifs plus petits et discrets a vu le jour dans les années 2000. Les dispositifs modernes sont conçus pour être moins visibles sous les vêtements, améliorant ainsi la confiance et l'estime de soi des patients.
- **Technologie d'indicateur de changement** :
  Certains sacs de stomie récents sont équipés d'indicateurs de changement, signalant quand le sac est plein ou si l'adhésif commence à lâcher, offrant ainsi une tranquillité d'esprit supplémentaire.
- **Tendance vers la personnalisation** :
  Reconnaissant que chaque patient est unique, l'industrie a commencé à proposer des solutions personnalisées, où les dispositifs peuvent être adaptés à la forme, à la taille et aux besoins spécifiques de chaque patient.

L'évolution des dispositifs de stomie reflète un équilibre entre l'innovation technologique et les besoins humains. Bien que les progrès techniques aient été impressionnants, l'objectif reste le même : assurer la meilleure qualité de vie possible pour les patients stomisés. Avec l'avènement de la technologie numérique et des matériaux avancés, l'avenir des dispositifs de stomie promet encore de nombreuses améliorations.

Avancées technologiques : des appareillages connectés aux applications d'accompagnement

Dans un monde en constante mutation technologique, le secteur de la santé a vu émerger des innovations révolutionnaires pour améliorer la vie des patients. Les stomies, bien qu'étant une procédure médicale ancienne, bénéficient également de cette vague d'innovation. De l'intégration des technologies connectées aux applications d'accompagnement, les soins liés à la stomie entrent résolument dans l'ère numérique.

- Appareillages connectés :
    - **Capteurs intégrés** : De récents appareillages de stomie sont équipés de capteurs capables de détecter des éléments tels que le niveau de remplissage du sac, le pH ou la température. Ces données peuvent être envoyées à un smartphone ou une tablette, permettant aux patients et aux professionnels de santé de surveiller en temps réel la stomie.
    - **Alertes automatiques** : Couplés à ces capteurs, des systèmes d'alerte peuvent prévenir le patient lorsqu'un changement de sac est nécessaire ou si une anomalie est détectée.
- Applications d'accompagnement :
    - **Suivi quotidien** : Des applications dédiées offrent aux patients la possibilité de suivre leur routine de soins, de noter des informations pertinentes (comme leur alimentation, leur niveau d'activité) et d'obtenir des rappels pour les soins ou les rendez-vous médicaux.
    - **Tutoriels et aides** : Ces applications peuvent également proposer des vidéos et des guides

illustrés pour aider les patients dans la gestion de leur stomie, offrant ainsi une ressource éducative à portée de main.

- **Communautés en ligne** : Pour de nombreux patients, partager leurs expériences et bénéficier du soutien d'une communauté peut être d'une grande aide. Les applications peuvent intégrer des forums ou des groupes de discussion dédiés.

- Intelligence artificielle et analyse de données :

  - **Prédiction des complications** : En analysant les données recueillies par les appareillages connectés et les applications, l'intelligence artificielle peut aider à prédire les complications potentielles, permettant une intervention précoce.

  - **Personnalisation des soins** : En apprenant des habitudes et des besoins spécifiques de chaque patient, les systèmes basés sur l'IA peuvent suggérer des routines de soins personnalisées.

- **Télémédecine et soins à distance** :
  Grâce à la connectivité, les patients peuvent désormais consulter à distance leurs professionnels de santé, partager leurs données en temps réel et recevoir des conseils sans avoir à se déplacer, ce qui est particulièrement bénéfique pour ceux qui vivent dans des zones éloignées.

L'intersection entre la technologie et les soins de stomie ouvre la voie à une meilleure autonomie des patients, à une détection précoce des complications et à un soutien constant et immédiat. Alors que ces avancées technologiques continuent de progresser, elles offrent la promesse d'un avenir où la gestion de la stomie sera non seulement plus facile mais aussi plus efficace.

Sélection et adaptation du matériel en fonction des besoins individuels

L'une des clés de la réussite dans la prise en charge d'un patient stomisé est la sélection et l'adaptation du matériel selon ses besoins propres. En effet, chaque individu présente des caractéristiques anatomiques, des habitudes de vie et des préférences qui rendent certains types d'appareillages plus adaptés que d'autres. Voici une plongée dans la manière de choisir et d'adapter ces dispositifs.

- Évaluation initiale du patient :
    - **Examen physique** : Un examen de la zone péristomiale est crucial pour déterminer la forme, la taille et la localisation de la stomie. Cela aidera à choisir le type d'appareillage adapté.
    - **Style de vie** : Les activités quotidiennes du patient, qu'il soit sportif, sédentaire ou actif professionnellement, influencent le choix du dispositif.
    - **Préférences personnelles** : Certains patients peuvent avoir des préférences en matière de matériaux, de design ou de marques, fondées sur leur confort ou leur expérience passée.
- Types d'appareillages disponibles :
    - **Systèmes d'une pièce versus deux pièces** : Le choix entre un sac de stomie d'une pièce ou d'un système à deux pièces dépend souvent de la facilité d'utilisation, du confort et de la fréquence de changement souhaitée.
    - **Sacs vidangeables versus jetables** : Les sacs vidangeables sont pratiques pour une utilisation continue, tandis que les sacs jetables peuvent être préférés pour des

occasions particulières ou des activités spécifiques.

- **Filtres et accessoires** : Selon les besoins du patient, des filtres anti-odeurs, des ceintures de soutien ou des protecteurs cutanés peuvent être ajoutés.
- Adaptation du matériel :
  - **Découpe et ajustement** : La stomie peut nécessiter un ajustement régulier, surtout après la chirurgie, lorsque le gonflement diminue. Il est essentiel que le matériel s'ajuste parfaitement pour éviter les fuites et les irritations.
  - **Protection de la peau** : L'utilisation de protecteurs cutanés, de barrières ou de pâtes peut aider à prévenir les irritations et à garantir une meilleure adhérence.
  - **Solutions pour les stomies complexes** : Les stomies en retrait, herniées ou prolapsées nécessitent une attention particulière et des solutions adaptatives.
- Éducation du patient :
  - **Autonomie dans le choix** : Éduquer le patient sur les différentes options disponibles lui permet de participer activement à la décision concernant le matériel.
  - **Techniques d'application et de retrait** : Une formation adéquate sur la pose et le retrait des appareils est cruciale pour assurer leur efficacité et minimiser les risques d'irritation.

La prise en charge optimale d'un patient stomisé nécessite une évaluation approfondie de ses besoins individuels et une adaptation constante du matériel. L'implication du patient dans le choix du matériel, combinée à une formation adéquate, assure non seulement son confort et sa sécurité mais renforce également son autonomie et sa qualité de vie.

Chapitre 15 :
GESTION DES URGENCES EN STOMATHÉRAPIE

Identifier et intervenir face aux situations d'urgence

La prise en charge d'un patient avec une stomie exige non seulement une attention quotidienne, mais aussi une préparation à gérer les situations d'urgence qui peuvent survenir. Ces situations, si elles ne sont pas traitées rapidement et efficacement, peuvent mettre la vie du patient en danger. Voici un guide pour identifier ces urgences et savoir comment intervenir.

- Obstruction de la stomie :
  - **Symptômes** : douleurs abdominales, gonflement de la stomie, absence ou diminution drastique des selles ou de l'urine.
  - **Intervention** : Massez doucement autour de la stomie, hydratez-vous et adoptez une position de relaxation. Si l'obstruction persiste, consultez un professionnel de santé.
- Détérioration ou nécrose de la stomie :
  - **Symptômes** : changement de couleur de la stomie vers le noir ou le gris, présence de saignements ou de tissus non sains.
  - **Intervention** : Consultation immédiate. La nécrose tissulaire peut nécessiter une intervention chirurgicale.
- Prolapsus de la stomie :
  - **Symptômes** : la stomie s'étire et sort plus qu'à la normale, semblant "trop longue".

- **Intervention** : Tentez de réduire le prolapsus en douceur avec une compresse humide. Si cela ne fonctionne pas ou que cela se reproduit fréquemment, consultez un spécialiste.
- Rétraction de la stomie :
  - **Symptômes** : la stomie semble rentrée ou à fleur de peau.
  - **Intervention** : Consultez un stomathérapeute pour évaluer la nécessité d'un nouvel appareillage ou d'une intervention chirurgicale.
- Fuites importantes ou continues :
  - **Symptômes** : écoulement des selles ou de l'urine autour de la stomie, irritation cutanée.
  - **Intervention** : Changez l'appareillage, nettoyez la zone et appliquez une nouvelle poche. Si les fuites persistent, consultez pour une évaluation de l'appareillage.
- Déshydratation :
  - **Symptômes** : soif intense, urine foncée, fatigue, vertiges.
  - **Intervention** : Augmentez votre apport en liquides et évitez la caféine et l'alcool. Si les symptômes s'aggravent, cherchez une assistance médicale.
- Infection péristomiale :
  - **Symptômes** : rougeur, chaleur, douleur ou suintement autour de la stomie.
  - **Intervention** : Nettoyez la zone avec soin. Si les symptômes persistent ou s'aggravent, consultez un médecin pour une possible prescription d'antibiotiques.

Les patients stomisés et leurs soignants doivent être constamment vigilants aux signes d'urgence. Une formation adéquate, la capacité d'identifier rapidement les problèmes et une intervention prompte sont essentielles pour garantir la sécurité et le bien-être du patient. En cas de doute, il est toujours préférable de consulter un professionnel de santé.

Collaboration avec les équipes d'urgence

Dans le parcours de soins d'un patient stomisé, la collaboration avec les équipes d'urgence revêt une importance cruciale. Bien que la plupart des complications liées à la stomie puissent être gérées en consultation ou à domicile, certaines situations requièrent une intervention rapide et coordonnée avec les services d'urgence. Cette collaboration assure non seulement une prise en charge optimale du patient, mais aussi une meilleure transition entre les différents niveaux de soins.

- Comprendre le rôle des équipes d'urgence :
  - Les équipes d'urgence sont formées pour répondre à une multitude de situations médicales urgentes et potentiellement mortelles.
  - Leur objectif est de stabiliser le patient, d'identifier la cause sous-jacente de l'urgence et de diriger le patient vers les soins appropriés.
- La transmission des informations :
  - Les infirmières en stomathérapie doivent veiller à fournir aux équipes d'urgence toutes les informations pertinentes sur l'état du patient, la nature de la stomie, les éventuelles complications et les traitements en cours.
  - Les dossiers médicaux, les cartes d'identité de stomie et les autres documents pertinents doivent être facilement accessibles et à jour.

- Formations croisées :
  - Organiser des sessions de formation pour les équipes d'urgence sur les soins spécifiques aux stomies, pour qu'elles soient à même d'intervenir efficacement en cas de complications.
  - À l'inverse, les infirmières stomathérapeutes peuvent bénéficier de formations sur les protocoles d'urgence et la gestion des situations critiques.
- Mise en place de protocoles spécifiques :
  - Établir des protocoles d'intervention d'urgence pour les patients stomisés, en collaboration avec les services d'urgence, afin d'harmoniser et d'optimiser la prise en charge.
  - Ces protocoles doivent être régulièrement mis à jour et adaptés en fonction des retours d'expérience.
- Communication continue :
  - La mise en place de canaux de communication directs entre les infirmières en stomathérapie et les équipes d'urgence est essentielle.
  - Cette communication permet d'échanger des informations cruciales, de coordonner les soins et d'assurer une transition fluide entre les niveaux de soins.
- Gestion des retours d'expérience :
  - Après chaque intervention d'urgence, il est bénéfique d'organiser des débriefings pour évaluer ce qui a bien fonctionné et identifier les domaines d'amélioration.
  - Ces retours d'expérience contribuent à l'amélioration continue des protocoles et des pratiques.

La collaboration entre les infirmières en stomathérapie et les équipes d'urgence est essentielle pour garantir une prise en charge optimale des patients stomisés. Cette collaboration doit être basée sur la communication, la formation continue et la mise en place de protocoles adaptés. Ensemble, ces professionnels peuvent offrir aux patients les meilleurs soins possibles, quelles que soient les circonstances.

Études de cas d'interventions d'urgence

Les situations d'urgence avec des patients stomisés sont variées et requièrent une prise en charge rapide et adaptée. Les études de cas présentées ci-dessous mettent en lumière certaines de ces situations et la manière dont elles ont été gérées.

1. Occlusion intestinale chez un patient colostomisé
   - Présentation du cas :
   - Un homme de 65 ans, ayant subi une colostomie il y a six mois, arrive aux urgences avec des douleurs abdominales intenses, une absence de selles et des vomissements.
   - Intervention :
   - Une radiographie abdominale est réalisée, confirmant l'occlusion. Le patient est hydraté par voie intraveineuse et un tube nasogastrique est placé pour soulager la distension. Suite à une consultation avec le chirurgien, une intervention chirurgicale est décidée.
   - Retour d'expérience :
   - Une surveillance attentive des signes et symptômes a permis une intervention rapide. La collaboration entre les infirmières stomathérapeutes et les chirurgiens a été cruciale pour la prise en charge.

2. Prolapsus stoma chez une patiente iléostomisée
   - Présentation du cas :
   - Une femme de 52 ans, iléostomisée suite à une maladie de Crohn, présente un prolapsus stoma. Le stoma sort anormalement et mesure près de 10 cm de long.
   - Intervention :
   - Initialement, une tentative manuelle de réduction est effectuée avec succès, mais le prolapsus réapparaît. La patiente est alors orientée vers une intervention chirurgicale pour une réparation.
   - Retour d'expérience :
   - La patiente avait ignoré les premiers signes du prolapsus, pensant qu'ils étaient normaux. Cela souligne l'importance de l'éducation des patients sur les complications potentielles.

3. Irritation cutanée sévère autour d'une urostomie
   - Présentation du cas :
   - Une patiente de 60 ans se présente avec une irritation cutanée sévère autour de son urostomie, avec des signes d'infection.
   - Intervention :
   - Après nettoyage et désinfection de la zone, un antibiotique topique est prescrit. L'infirmière stomathérapeute recommande également un nouveau type de poche avec une meilleure adhérence.
   - Retour d'expérience :
   - La patiente n'avait pas changé sa poche d'urostomie aussi souvent qu'elle aurait dû, conduisant à des fuites et à l'irritation. Une éducation renforcée sur les soins à domicile est mise en place.

4. Hémorragie autour d'une gastrostomie
   - Présentation du cas :
   - Un homme de 70 ans avec une gastrostomie récente présente un saignement abondant autour du site de stomie.

- Intervention :
- Une compression locale est immédiatement appliquée. Après stabilisation, une endoscopie est réalisée pour déterminer la cause du saignement, qui est finalement contrôlé.
- Retour d'expérience :
- La collaboration avec les équipes d'urgence a été essentielle pour une prise en charge rapide et efficace. Le patient est par la suite suivi de près par l'infirmière stomathérapeute.

Ces études de cas mettent en évidence l'importance de la vigilance, de l'éducation des patients, et de la collaboration étroite entre les infirmières en stomathérapie et les autres professionnels de santé. Chaque situation d'urgence est unique et requiert une prise en charge adaptée pour garantir la sécurité et le bien-être du patient.

Chapitre 16 :
LE RÔLE DE L'INFIRMIÈRE STOMATHÉRAPEUTE DANS L'ÉDUCATION DU GRAND PUBLIC

Sensibilisation et démystification autour des stomies

La stomie, bien qu'elle soit une procédure médicale courante, est souvent entourée de mythes, de stigmates et de malentendus. Ces idées préconçues peuvent entraver la qualité de vie des patients stomisés et contribuer à une image négative de la stomie au sein de la société. Sensibiliser le grand public et démystifier la stomie est essentiel pour changer cette perception et améliorer le bien-être des patients.

1. La stomie : entre mythes et réalités
   * **Mythe** : Une stomie est une maladie.
     * **Réalité** : La stomie est une procédure chirurgicale qui crée une ouverture artificielle dans le corps pour éliminer les déchets.
   * **Mythe** : Les personnes avec une stomie ne peuvent pas mener une vie normale.
     * **Réalité** : Avec les soins appropriés et une rééducation adéquate, la plupart des personnes stomisées reprennent une vie active et épanouissante.

2. Stigmates sociaux associés à la stomie
Les patients stomisés peuvent faire face à des jugements, de l'isolement social, et des sentiments de honte ou d'embarras. Il est crucial de reconnaître ces stigmates pour les combattre.

3. L'importance de la sensibilisation
- **Éduquer le grand public** : Des campagnes de sensibilisation, des conférences, et des ateliers peuvent aider à informer le public sur ce qu'est réellement la stomie.
- **Partager des témoignages** : Entendre des histoires de personnes stomisées peut contribuer à une meilleure compréhension et à une plus grande empathie.

4. L'impact positif de la démystification
- **Réduction de la discrimination** : En démantelant les mythes, on réduit la discrimination envers les personnes stomisées.
- **Meilleure intégration sociale** : Une meilleure compréhension de la stomie peut conduire à une plus grande acceptation sociale des personnes stomisées.

5. Comment être un allié pour les personnes stomisées ?
- **Écoute et compréhension** : Il est essentiel de prendre le temps d'écouter les expériences et les préoccupations des personnes stomisées.
- **Éviter les jugements** : Traiter les personnes stomisées avec respect et dignité, sans préjugés.
- **S'informer et partager ses connaissances** : Plus nous sommes informés, mieux nous pouvons soutenir les personnes stomisées et contribuer à démystifier la stomie.

La stomie, comme de nombreuses autres procédures médicales, est souvent mal comprise. Sensibiliser le public et démystifier la stomie sont des étapes essentielles pour changer la perception négative associée à cette procédure et offrir aux patients stomisés une vie meilleure et sans stigmate.

Ateliers et sessions éducatives : organisation et contenu

La mise en place d'ateliers et de sessions éducatives autour de la stomie vise à éduquer et à soutenir les patients, leurs familles, les professionnels de santé et, plus largement, le public. Ces sessions peuvent renforcer la confiance des patients dans la gestion de leur stomie, démystifier la procédure pour le grand public, et renforcer les compétences des soignants. L'organisation réussie de ces ateliers nécessite une planification minutieuse et un contenu adapté.

1. Définir les objectifs de l'atelier
   - **Éducation des patients** : Comprendre leur condition, apprendre les soins de la stomie, et discuter des implications psychosociales.
   - **Formation des soignants** : Mettre à jour les connaissances, apprendre de nouvelles techniques et partager les meilleures pratiques.
   - **Sensibilisation du public** : Démystifier la stomie, réduire le stigmate et favoriser une meilleure compréhension.

2. Cibler l'audience
   - **Patients et leurs familles** : Adapter le contenu à leurs besoins spécifiques, en insistant sur la pratique et les témoignages.
   - **Professionnels de santé** : Approche plus technique et scientifique, avec des démonstrations et des études de cas.
   - **Grand public** : Information générale, témoignages et discussions ouvertes.

3. Contenu des sessions
- **Présentations théoriques** : Explications anatomiques, types de stomies, indications et complications.
- **Démonstrations pratiques** : Montrer les techniques de soin, l'application des dispositifs et la gestion des complications.
- **Témoignages** : Partage d'expériences vécues par des patients stomisés ou leurs proches.
- **Ateliers interactifs** : Groupes de discussion, jeux de rôle et sessions questions-réponses.
- **Supports visuels** : Vidéos, infographies et schémas pour faciliter la compréhension.

4. Organisation logistique
- **Lieu** : Choisir un endroit accessible, adapté à la taille du groupe et équipé techniquement.
- **Intervenants** : Infirmières en stomathérapie, chirurgiens, psychologues, patients experts.
- **Matériel nécessaire** : Mannequins pour démonstration, échantillons de dispositifs, supports de présentation.
- **Promotion** : Informer les parties prenantes par le biais de brochures, de sites web, de réseaux sociaux et de bouche-à-oreille.

5. Suivi et évaluation
- **Feedback des participants** : Distribuer des questionnaires pour évaluer l'efficacité de la session et recueillir des suggestions.
- **Analyse des retours** : Identifier les points forts et les domaines à améliorer pour les sessions futures.
- **Créer un réseau** : Encourager les participants à rester en contact, partager des ressources et continuer à s'entraider.

Organiser des ateliers et des sessions éducatives autour de la stomie est essentiel pour éduquer, soutenir et sensibiliser. Une bonne organisation et un contenu adapté garantissent le succès de ces initiatives et offrent une valeur ajoutée aux participants.

Collaboration avec les médias et les événements de sensibilisation

Dans une société où l'information circule à une vitesse vertigineuse, la collaboration avec les médias s'avère primordiale pour sensibiliser le grand public à la question des stomies. Les médias, par leur puissance de diffusion, peuvent contribuer à démystifier cette réalité médicale, briser les tabous et informer correctement la population. Organiser ou participer à des événements de sensibilisation vient appuyer cette démarche en proposant une approche plus directe et interactive.

1. Les médias comme partenaires stratégiques
   - **Choix des médias**: Selon la cible visée, choisir les médias les plus pertinents : télévision, radio, presse écrite, médias sociaux, etc.
   - **Création de contenus adaptés** : Reportages, interviews, témoignages, articles, etc.
   - **Établir des relations de confiance** : Travailler en étroite collaboration avec des journalistes et des influenceurs sensibles à la cause pour assurer une couverture médiatique régulière et bien informée.

2. Événements de sensibilisation
   - **Journées mondiales ou nationales** : Profiter de ces occasions pour organiser des événements, des conférences ou des ateliers autour de la stomie.

- **Ateliers pratiques** : Des sessions dédiées aux soignants, aux patients et à leurs familles pour échanger et s'informer.
- **Forums et salons** : Des opportunités pour présenter les avancées technologiques, les produits et les services liés à la stomie.

3. Collaboration avec des célébrités ou des influenceurs
- **Ambassadeurs** : Des figures publiques qui peuvent parler ouvertement de leur expérience avec la stomie pour briser les stéréotypes.
- **Influenceurs** : Des personnes ayant une grande portée sur les médias sociaux et capables de diffuser des messages positifs et informatifs.

4. Campagnes de sensibilisation
- **Campagnes publicitaires** : Utiliser des visuels marquants, des slogans accrocheurs et des témoignages pour toucher un large public.
- **Campagnes digitales** : Créer du contenu pour les médias sociaux, des vidéos, des infographies, des webinaires, etc.

5. Gestion des retours
- **Interactions positives** : Capitaliser sur les retours positifs pour renforcer le message et encourager davantage de personnes à s'engager.
- **Gestion des critiques** : Aborder les critiques de manière constructive, clarifier les malentendus et rectifier les informations inexactes.

6. Mesure d'impact
- **Analyse des retombées médiatiques** : Evaluer la portée, l'engagement et la pertinence des campagnes et des collaborations.
- **Feedback des participants aux événements** : Comprendre ce qui a fonctionné, ce qui pourrait être

amélioré et adapter en conséquence les actions futures.

La collaboration avec les médias et l'organisation d'événements de sensibilisation sont des outils puissants pour changer la perception du public sur les stomies. En établissant des partenariats solides et en créant du contenu pertinent, il est possible d'informer, d'éduquer et de soutenir non seulement les personnes directement concernées, mais aussi la société dans son ensemble.

Chapitre 17 :
LA STOMATHÉRAPIE ET LA FIN DE VIE

Accompagnement du patient
en phase terminale avec une stomie

Lorsque nous évoquons l'accompagnement de patients en phase terminale, nous touchons à une dimension profondément humaine, empreinte de délicatesse et d'empathie. La présence d'une stomie chez ces patients ajoute une couche de complexité à cet accompagnement, demandant à la fois une expertise médicale accrue et une sensibilité émotionnelle décuplée.

Dans le contexte d'une vie qui s'éteint progressivement, le rôle de l'infirmier est central. La stomie, en elle-même, exige des soins continus pour garantir le confort du patient. Ces soins vont au-delà de la simple application de techniques. Ils s'ancrent dans une relation de confiance, où chaque geste, chaque parole, chaque regard doit être porteur de réconfort et de respect. À cette étape de la vie, les douleurs physiques peuvent se mêler à des douleurs plus profondes, des peurs, des regrets, des espoirs inachevés.

En parallèle de la gestion de la stomie, la lutte contre la douleur devient prépondérante. L'utilisation judicieuse des médicaments, combinée à des thérapies complémentaires, vise à offrir au patient des moments de quiétude. Chaque professionnel de santé impliqué joue une partition essentielle pour assurer une harmonie dans la prise en charge.

Mais le rôle de l'infirmier en stomathérapie ne se limite pas aux aspects médicaux. C'est dans la dimension psychosociale que son action prend tout son sens. Le patient, confronté à sa propre mortalité, traverse une mer d'émotions, parfois calme, parfois déchaînée. L'écoute active, le partage, l'authenticité dans la relation permettent de créer un espace sécurisé où le patient peut exprimer ses émotions, ses craintes, ses espoirs.

La famille aussi, est emportée dans cette tourmente. Le deuil anticipatoire, la douleur de voir un être cher souffrir, les décisions déchirantes à prendre, tout cela exige un accompagnement bienveillant. C'est ici que l'infirmier peut agir en tant que pont entre le patient et sa famille, les aidant à se préparer, à comprendre et, surtout, à se soutenir mutuellement.

Enfin, aborder la mort est un exercice délicat. Aider le patient à comprendre ce qui l'attend, tout en préservant sa dignité et son désir d'autonomie, est essentiel. Dans cette étape ultime, l'infirmier en stomathérapie, par sa présence, son savoir-faire et son humanité, offre un havre de paix, un phare dans la nuit, guidant le patient et sa famille vers une fin de vie paisible et digne.

Gestion de la douleur et du confort

La douleur est bien plus qu'un simple symptôme. Elle englobe le patient, affectant son bien-être physique, émotionnel et psychologique. Pour un patient stomisé, notamment en phase terminale, la douleur peut être exacerbée par les soins liés à la stomie ou par d'autres complications. La gestion de cette douleur, ainsi que la quête incessante du confort du patient, sont au cœur de l'action de l'infirmier en stomathérapie.

Lorsqu'on évoque la douleur, il est primordial de la voir comme un phénomène multifactoriel. Elle peut être aiguë, découlant d'une intervention ou d'une complication, ou chronique, persistant malgré les interventions médicales. Sa nature peut être nociceptive, liée à un dommage tissulaire, ou neuropathique, liée à une atteinte du système nerveux. La compréhension de ces nuances est la clé pour une prise en charge adaptée.

Le rôle de l'infirmier s'étend bien au-delà de l'administration de médicaments. Il s'agit de construire une relation de confiance avec le patient, d'établir une communication ouverte où le patient se sent libre d'exprimer sa douleur sans crainte de jugement. C'est par cette relation que l'infirmier peut évaluer la douleur, en utilisant des outils validés, mais aussi en étant attentif aux signes non verbaux, aux mimiques, aux postures.

Les interventions pour gérer la douleur sont diverses. Les médicaments analgésiques, administrés selon une échelle de douleur, sont les plus courants. Cependant, l'approche multimodale, combinant plusieurs types d'interventions, s'est révélée efficace. Cela peut inclure des thérapies non médicamenteuses comme la relaxation, la méditation, la musique, ou encore des techniques telles que le massage ou l'application de chaleur.

Le confort du patient est intrinsèquement lié à la gestion de la douleur. Il ne s'agit pas uniquement de l'absence de douleur, mais d'une sensation globale de bien-être. Cela passe par le choix judicieux des dispositifs de stomie, leur entretien, la prévention des complications, mais aussi par des choses simples comme une literie confortable, une pièce à la bonne température, ou même la présence rassurante d'un proche.

Au final, la gestion de la douleur et du confort, pour l'infirmier en stomathérapie, est un équilibre subtil entre science et art, entre compétence technique et compassion. C'est une danse délicate où chaque pas est guidé par l'écoute, l'empathie, et le désir profond d'apporter un soulagement à ceux qui souffrent.

Soutien émotionnel et psychologique pour le patient et sa famille

Lorsqu'un patient est confronté à la réalité d'une stomie, ce n'est pas seulement son corps qui est impacté, mais tout son univers émotionnel et psychologique. Cette épreuve médicale, souvent vécue comme un bouleversement, dépasse largement le cadre du soin physique. Les patients, ainsi que leurs familles, ont besoin d'un soutien émotionnel solide et d'une aide psychologique adaptée pour naviguer à travers cette expérience, s'y adapter et finalement l'intégrer dans leur nouvelle réalité.

L'infirmière en stomathérapie joue un rôle fondamental dans cette démarche d'accompagnement. Sa relation avec le patient est souvent intime, marquée par une confiance mutuelle. Elle est aux premières loges pour observer les signes de détresse, d'angoisse, ou de dépression. Elle est également la première à offrir une écoute empathique, à rassurer, et à guider.

Les émotions ressenties par le patient peuvent être diverses : de la colère à la tristesse, en passant par le déni ou la résignation. Face à cela, l'infirmière adopte une attitude bienveillante, cherchant à comprendre ces sentiments, sans jugement. Elle offre des informations claires et rassurantes, démythifie certaines idées reçues, et donne au patient les outils pour se sentir acteur de sa guérison et de sa nouvelle vie.

Mais le patient n'est pas le seul à avoir besoin de soutien. Les familles, souvent désemparées face à cette situation, ont également besoin d'être accompagnées. Elles peuvent être submergées par l'inquiétude, la culpabilité, ou même le chagrin. L'infirmière les rassure, les informe, et leur donne des conseils pour aider le patient à la maison.

Dans certains cas, le soutien de l'infirmière peut ne pas suffire. Elle doit alors être capable d'orienter le patient et sa famille vers des professionnels spécialisés : psychologues, psychiatres, ou thérapeutes. Elle collabore étroitement avec ces experts pour s'assurer que le patient reçoit les soins adaptés.

L'infirmière en stomathérapie est également une ressource précieuse pour la mise en place de groupes de soutien. Ces groupes, animés par des professionnels ou des patients eux-mêmes, offrent un espace de partage, d'écoute, et de compréhension. Ils permettent aux patients de réaliser qu'ils ne sont pas seuls face à cette épreuve, et offrent souvent des astuces et des solutions concrètes pour mieux vivre au quotidien.

Au final, l'accompagnement émotionnel et psychologique est indissociable de la prise en charge médicale du patient stomisé. L'infirmière en stomathérapie, grâce à sa proximité avec le patient, est un maillon essentiel de ce soutien, un phare dans la tempête, guidant le patient et sa famille vers l'acceptation, la résilience, et une vie épanouissante malgré la stomie.

Chapitre 18 :
LA SEXUALITÉ ET LA STOMIE

Impact de la stomie
sur la vie intime et relationnelle

L'instauration d'une stomie représente un tournant significatif dans la vie d'une personne, modifiant profondément son rapport à son corps et, inévitablement, à son intimité. La vie intime, qu'elle concerne les relations amoureuses, sexuelles ou simplement le rapport à soi, est souvent affectée. D'autre part, les interactions sociales, qu'il s'agisse de relations amicales, professionnelles ou familiales, peuvent également être influencées par l'expérience de la stomie.

1. Le rapport à son propre corps
Après une chirurgie stomiale, le regard que le patient porte sur son corps change souvent. Le sentiment de perte, voire de mutilation, peut être prédominant, entrainant des sentiments de honte, d'embarras ou de tristesse. Certains patients peuvent avoir du mal à accepter cette "nouvelle normalité", affectant ainsi leur estime de soi.

2. Vie amoureuse et sexualité
La sexualité est une partie essentielle de l'expérience humaine, et la stomie peut influencer cette dimension de manière significative. Les craintes de rejet, d'odeurs indésirables, ou simplement le fait d'avoir un appareillage sur le corps peuvent créer une anxiété autour des rapports intimes. Certains patients éprouvent une diminution de leur libido ou de leur capacité à ressentir du plaisir.

3. Relations sociales

Au-delà de la vie amoureuse, la stomie peut affecter la manière dont le patient interagit socialement. La peur des accidents, des fuites ou simplement du regard des autres peut limiter les sorties, les voyages ou les activités de groupe. Ces inquiétudes peuvent entrainer un repli sur soi, une certaine forme d'isolement, voire une dépression.

4. Dialogue et communication

L'une des clés pour surmonter ces obstacles est la communication. Pour les couples, il est essentiel de discuter ouvertement de ses ressentis, de ses peurs et de ses désirs. Les partenaires, souvent désemparés, ont besoin d'être informés et rassurés. Il est également crucial de parler de la stomie avec ses proches, ses amis ou son employeur. Se confier permet souvent de désamorcer les angoisses et d'obtenir du soutien.

5. Accompagnement professionnel

Parfois, le soutien d'un professionnel est nécessaire. Les psychologues ou les sexologues peuvent fournir des outils et des conseils pour gérer l'impact de la stomie sur la vie intime et relationnelle. Ils peuvent également aider à travailler sur l'acceptation de soi et la reconstruction de l'estime de soi.

L'impact de la stomie sur la vie intime et relationnelle est indéniable, mais il ne signifie pas la fin de la sexualité, de l'amour ou des relations sociales. Avec le temps, le soutien, et parfois une aide professionnelle, de nombreux patients stomisés retrouvent une vie intime épanouie et des relations sociales enrichissantes. Ce chemin, bien que semé d'embûches, mène souvent à une profonde résilience et une appréciation renouvelée de la vie.

Conseils pratiques
pour une vie sexuelle épanouissante

L'instauration d'une stomie peut bouleverser le rapport au corps et la perception de soi, en particulier dans le contexte intime de la sexualité. Pourtant, avec une bonne préparation, des ajustements et une communication ouverte, il est tout à fait possible de vivre une sexualité épanouissante. Voici quelques conseils pour aborder sereinement cette dimension de la vie avec une stomie.

1. Éducation et information :
Avant tout, informez-vous sur votre stomie. Connaître les particularités de votre situation vous aidera à anticiper d'éventuels problèmes et à trouver des solutions adaptées.

2. Planification :
Pour éviter tout désagrément pendant l'acte, videz votre poche avant. Certains choisissent également de manger léger quelques heures avant pour réduire l'activité de la stomie.

3. Choisissez une protection adaptée :
Il existe des dispositifs de stomie plus discrets, conçus spécialement pour les moments intimes. Des ceintures ou des bandes de protection peuvent également être utilisées pour maintenir la poche en place.

4. Soyez à l'écoute de votre corps :
La chirurgie, ainsi que certaines pathologies, peuvent impacter votre sensibilité ou votre libido. N'hésitez pas à explorer de nouvelles façons de ressentir du plaisir et à communiquer avec votre partenaire sur vos désirs et vos limites.

5. Communiquer :
La communication est la clé. Parlez ouvertement avec votre partenaire de vos appréhensions, de vos limites, mais aussi de vos désirs. Votre partenaire peut avoir ses propres inquiétudes, et en parler ensemble peut aider à dissiper les craintes.

6. Favorisez les préliminaires :
Les préliminaires sont un excellent moyen de se reconnecter à son corps et à son partenaire. Ils aident à créer une atmosphère de détente, propice au plaisir.

7. Essayez différentes positions :
Certaines positions peuvent être plus confortables que d'autres, surtout au début. Expérimentez pour trouver celles qui vous conviennent le mieux.

8. Soyez patient et bienveillant envers vous-même :
Il est normal de ressentir de l'appréhension ou de l'insécurité. Donnez-vous le temps de vous adapter et de redécouvrir votre corps et votre sexualité.

9. Consultation professionnelle :
Si vous rencontrez des difficultés persistantes, n'hésitez pas à consulter un sexologue ou un thérapeute. Ces professionnels peuvent vous fournir des outils et des conseils pour surmonter les obstacles.

10. Entourez-vous :
Rejoindre un groupe de soutien ou échanger avec d'autres personnes stomisées peut vous fournir des astuces, des témoignages et du soutien.

Avoir une stomie ne signifie pas la fin de la vie intime. Si l'adaptation demande du temps et parfois des efforts, elle ouvre aussi la voie à une redécouverte de soi, de son corps et de ses relations. Avec de la communication, de l'empathie et une approche proactive, une sexualité épanouissante est tout à fait à portée de main.

Témoignages et études de cas

Témoignage 1: La réapprentissage de la confiance en soi - Sarah, 32 ans

Sarah a été diagnostiquée avec une maladie de Crohn sévère à l'âge de 28 ans. Après plusieurs traitements infructueux, elle a dû subir une chirurgie pour une iléostomie. "Au début, j'ai ressenti une profonde honte", avoue Sarah. "J'avais l'impression d'avoir perdu une part de ma féminité. Mais avec le temps, le soutien de ma famille, et l'aide précieuse de mon infirmière en stomathérapie, j'ai réappris à m'aimer, stomie comprise."

Étude de cas : L'adaptation à la vie quotidienne - Marc, 45 ans

Marc a été victime d'un accident de la route qui a gravement endommagé son colon. Suite à cela, il a été stomisé. Passé le choc initial, il a dû se confronter aux défis du quotidien : gestion de la poche, adaptation vestimentaire, reprise du travail... Grâce à une rééducation adaptée et une solide formation sur les soins à domicile, il a pu reprendre une vie normale, activités sportives incluses.

Témoignage 2: L'impact sur la vie intime - Justine, 29 ans et David, 31 ans

Justine a subi une colostomie suite à un cancer colorectal. Elle témoigne : "J'avais peur de la réaction de David, mon mari. Nous avons toujours eu une belle complicité, mais je craignais que cela change notre intimité." David ajoute : "Bien sûr, il a fallu s'adapter, mais notre amour et notre désir l'un pour l'autre n'ont pas changé. Nous avons simplement dû réinventer certains aspects de notre vie intime."

Étude de cas : La prise en charge psychologique - Raphaël, 60 ans

Suite à une diverticulite perforée, Raphaël a dû être stomisé en urgence. Malgré le succès de l'opération, il est tombé dans une profonde dépression. "Je ne me reconnaissais plus dans le miroir", confie-t-il. La prise en charge par un psychologue spécialisé, conjuguée à des séances de groupe de soutien, lui a permis de retrouver une estime de lui et de redonner un sens à sa vie.

Ces témoignages et études de cas montrent la variété des expériences vécues par les personnes stomisées. Malgré les défis, avec le bon soutien et les ressources adéquates, il est possible de mener une vie riche et épanouissante après la pose d'une stomie. Ces histoires sont autant d'exemples de résilience et d'adaptabilité face aux épreuves de la vie.

Chapitre19 :
LA STOMIE ET LE VOYAGE

Préparatifs avant le départ

Alors que le jour du départ approche, que ce soit pour un voyage, une hospitalisation ou tout autre événement nécessitant une préparation spécifique, le patient stomisé doit prendre en compte un ensemble de paramètres pour s'assurer une transition sans accrocs. Le départ, quel qu'il soit, demande une organisation minutieuse pour éviter tout imprévu lié à la stomie.

1. Liste de vérification des fournitures
Avant toute chose, établir une liste complète de toutes les fournitures nécessaires : poches de stomie, plaques, produits de nettoyage, produits d'adhésion et de protection de la peau, etc. Il est essentiel de prévoir suffisamment de matériel pour la durée du séjour et même un peu plus en cas d'imprévu.

2. Information et documentation
Disposer de tous les documents nécessaires, notamment une carte d'identité stomisé, qui peut faciliter les discussions avec le personnel médical en cas d'urgence. Si le départ concerne un voyage, s'informer sur les pharmacies ou les fournisseurs médicaux à proximité de la destination.

3. Préparation émotionnelle
Le départ, surtout s'il s'agit d'une première fois depuis la chirurgie, peut être une source d'anxiété. Il peut être utile de discuter de ses sentiments avec un professionnel de santé ou un groupe de soutien. Revoir les techniques de soins de la stomie pour se sentir confiant.

4. Conditions particulières

Selon le type de départ - par exemple, si c'est pour une hospitalisation - il se peut qu'il y ait des directives spécifiques à suivre concernant la nutrition ou la prise de médicaments. Se renseigner auprès des professionnels de santé concernés.

5. Communication

Si le départ implique d'autres personnes, comme lors d'un voyage en groupe, décider à l'avance de la manière dont on souhaite aborder la question de la stomie. Cela peut varier d'une personne à l'autre : certains peuvent être très ouverts à ce sujet, tandis que d'autres préfèrent garder cela privé.

6. Plan de secours

Toujours avoir un plan en cas de complications ou d'imprévus. Cela peut inclure de savoir où se trouve l'hôpital le plus proche ou d'avoir à portée de main le numéro de son infirmière spécialisée en stomathérapie.

7. Détente et positivité

Enfin, il est essentiel de se rappeler que, malgré les défis que peut représenter la vie avec une stomie, celle-ci ne définit pas qui nous sommes. Profiter de l'expérience, se détendre autant que possible et adopter une attitude positive peut grandement contribuer à faire du départ une expérience agréable.

Chaque patient est unique, et ses besoins peuvent varier. Mais avec une préparation adéquate, le départ peut être vécu de manière sereine, permettant ainsi de profiter pleinement de l'expérience à venir.

Conseils pour le voyage :
en avion, en voiture, en croisière...

La perspective d'un voyage avec une stomie peut être intimidante, mais avec une préparation minutieuse, les patients stomisés peuvent voyager avec autant de facilité et de plaisir que quiconque. Voici des conseils spécifiques pour différents modes de transport.

1. En avion :
   - **Documents et déclarations :** Disposez toujours de votre carte d'identité stomisé. Si nécessaire, informez les agents de sécurité de votre condition médicale avant de passer les contrôles.
   - **Bagages :** Emballez une quantité suffisante de fournitures dans votre bagage à main, et une quantité supplémentaire dans votre bagage en soute en cas de perte. Assurez-vous que vos fournitures sont dans des sacs plastiques étanches pour éviter tout déversement.
   - **Assise :** Pensez à réserver un siège près des toilettes pour faciliter l'accès en cas de besoin.
2. En voiture :
   - **Pause régulière :** Faites des pauses régulières pour étirer vos jambes et vérifier votre stomie si nécessaire.
   - **Kit de secours :** Gardez à portée de main un kit de secours avec tout le nécessaire pour changer ou ajuster votre sac de stomie.
   - **Hydratation :** Sur de longs trajets, buvez suffisamment d'eau, surtout si le temps est chaud, mais soyez également conscient de la quantité d'apport pour éviter trop de vidanges.
3. En croisière :
   - **Cabine :** Lors de la réservation, informez la compagnie de croisière de vos besoins spécifiques pour garantir une cabine adaptée, éventuellement avec une salle de bain plus spacieuse.

- **Médical :** Vérifiez si le navire dispose d'une infirmerie ou d'un centre médical, et familiarisez-vous avec leur emplacement. Apportez suffisamment de fournitures pour toute la durée de la croisière et quelques jours supplémentaires.
- **Alimentation :** Les croisières offrent souvent une abondance de nourriture. Soyez conscient des aliments qui peuvent provoquer des gaz ou des odeurs et consommez-les avec modération.

Conseils généraux pour tous les voyages :

- **Planification :** Prévoyez toujours plus de fournitures que ce dont vous pensez avoir besoin. Cela vous donnera une tranquillité d'esprit supplémentaire.
- **Médicaments :** Gardez tous vos médicaments, pas seulement ceux relatifs à votre stomie, à portée de main et dans leur emballage d'origine avec les ordonnances.
- **Communication :** Lorsque vous voyagez avec d'autres personnes, communiquez vos besoins et préoccupations. Cela aidera tout le monde à être sur la même longueur d'onde et à assurer un voyage en douceur.
- **Recherche :** Renseignez-vous sur votre destination. Sachez où sont les hôpitaux, les pharmacies et, si possible, si des infirmiers spécialisés en stomathérapie sont disponibles dans la région.

La clé d'un voyage réussi avec une stomie est la préparation. Une fois que vous avez pris toutes les précautions nécessaires, vous pouvez vous détendre et profiter de votre voyage en sachant que vous êtes prêt à faire face à toutes les situations.

Gestion des décalages horaires et de l'alimentation à l'étranger

Voyager à l'étranger est une expérience excitante, offrant une opportunité d'explorer de nouvelles cultures, cuisines, et modes de vie. Cependant, pour les personnes avec une stomie, cela peut nécessiter une préparation supplémentaire, surtout lorsqu'il s'agit de gérer les décalages horaires et les défis alimentaires. Voici quelques stratégies pour aborder ces deux aspects clés.

1. Gestion des décalages horaires :
   - **Médication :** Si vous prenez des médicaments à des moments précis, adaptez progressivement votre horaire quelques jours avant votre départ en fonction du fuseau horaire de votre destination. Utilisez des rappels ou des alarmes pour ne pas oublier.
   - **Routine de stomie :** Essayez, dans la mesure du possible, de maintenir une routine similaire à celle que vous aviez chez vous, en ajustant l'horaire selon le décalage horaire.
   - **Hydratation :** Le jetlag peut déshydrater. Buvez beaucoup d'eau, surtout pendant le vol.
   - **Repos :** Assurez-vous d'obtenir suffisamment de sommeil la première nuit après votre arrivée. Cela peut aider à réinitialiser votre horloge biologique.
2. Alimentation à l'étranger :
   - **Recherche :** Avant de partir, renseignez-vous sur les aliments typiques de la région. Cela vous aidera à identifier les aliments que vous pourriez vouloir éviter ou consommer avec modération.
   - **Manger en toute sécurité :** Dans certaines régions, l'eau et les aliments peuvent être contaminés. Évitez l'eau du robinet, les glaçons, les fruits et légumes non cuits, et les aliments vendus par des vendeurs de rue.
   - **Portions :** Commencez par de petites portions lorsque vous essayez un nouvel aliment. Si votre

système le tolère bien, vous pouvez en manger davantage la prochaine fois.

- **Soyez préparé :** Apportez des médicaments antidiarrhéiques ou d'autres médicaments qui pourraient vous être utiles en cas de réaction alimentaire.
- **Communication :** Apprenez quelques phrases clés ou utilisez une application de traduction pour expliquer votre condition et poser des questions sur les ingrédients ou la préparation des aliments.

Le défi réside souvent dans l'inconnu. Cependant, avec une préparation adéquate et une attitude proactive, vous pouvez naviguer avec succès à travers les défis des décalages horaires et de l'alimentation à l'étranger. Le monde regorge de saveurs, de sons, et de sites à découvrir. N'oubliez pas que votre stomie est simplement une partie de qui vous êtes, et qu'elle ne devrait pas limiter vos horizons.

Chapitre 20 :
NOUVELLES AVANCÉES
ET FUTUR DE LA STOMATHÉRAPIE

Les recherches actuelles
en stomathérapie

La stomathérapie, un domaine spécialisé des soins infirmiers, évolue constamment grâce à la recherche clinique et technologique. Les recherches actuelles se concentrent sur l'amélioration de la qualité de vie des patients, la prévention des complications, l'optimisation des dispositifs médicaux, ainsi que la compréhension des facteurs psychosociaux associés à la vie avec une stomie. Voici un aperçu des tendances actuelles dans la recherche en stomathérapie :

1. Nouveaux matériaux et technologies :
   - **Matériaux innovants :** La recherche se tourne vers des matériaux plus durables, flexibles et biocompatibles pour réduire les irritations cutanées et améliorer l'adhérence des sacs de stomie.
   - **Technologies connectées :** L'utilisation de capteurs et d'applications pour surveiller en temps réel l'état de la stomie, prévenir les fuites, ou même alerter en cas d'anomalies.
2. Prévention des complications :
   - **Haut risque de complications :** Identification des facteurs de risque et mise au point de protocoles préventifs spécifiques.
   - **Soins de la peau :** Études ciblées sur les meilleurs produits et techniques pour prévenir et traiter les irritations cutanées.

3. Aspects psychosociaux :
- **Impact sur la qualité de vie :** Évaluation de la manière dont une stomie affecte la qualité de vie, l'estime de soi, les relations et la vie sexuelle.
- **Soutien psychologique :** Identification des meilleures stratégies pour soutenir les patients stomisés, notamment par le biais de thérapies, de groupes de soutien ou de programmes éducatifs.

4. Éducation des patients :
- **Techniques pédagogiques :** Développement de méthodes d'enseignement innovantes pour aider les patients à mieux comprendre leur condition et à prendre en charge leurs soins.
- **Plateformes numériques :** Création d'applications et de sites web pour offrir une éducation et un soutien continu aux patients, quel que soit le lieu où ils se trouvent.

5. Enjeux multidisciplinaires :
- **Collaboration interprofessionnelle :** Étude des meilleures pratiques pour une prise en charge globale, impliquant chirurgiens, nutritionnistes, psychologues, et autres spécialistes.
- **Interventions chirurgicales :** Recherche sur les techniques chirurgicales innovantes, moins invasives, ou qui offrent de meilleurs résultats esthétiques ou fonctionnels.

Alors que la recherche en stomathérapie continue de progresser, l'objectif principal reste d'offrir aux patients la meilleure qualité de vie possible. Chaque nouvelle découverte ou avancée technologique ouvre la porte à de meilleures interventions, des traitements plus efficaces et une meilleure compréhension des besoins des patients stomisés.

Techniques innovantes en chirurgie et en soins post-opératoires

La chirurgie et les soins post-opératoires sont en constante évolution, cherchant sans cesse à améliorer la sécurité, la précision et le confort du patient. L'intégration des avancées technologiques, des recherches biomédicales et des meilleures pratiques cliniques a conduit à une révolution dans ces domaines. Voici un panorama des techniques innovantes qui redéfinissent la chirurgie et les soins post-opératoires.

1. Techniques chirurgicales avancées :
- **Chirurgie robot-assistée :** Grâce à des bras robotiques, le chirurgien peut réaliser des interventions avec une précision accrue, réduisant les incisions et la durée de l'hospitalisation.
- **Chirurgie laparoscopique :** Utilisant de petites caméras et instruments insérés par de minuscules incisions, cette technique diminue la douleur post-opératoire et accélère la récupération.
- **Imagerie en temps réel :** L'utilisation d'images guidées par ultrasons, IRM ou TDM pendant la chirurgie permet une meilleure visualisation et précision.

2. Thérapies personnalisées :
- **Impression 3D :** L'utilisation de l'impression 3D pour créer des organes ou tissus sur mesure, des guides chirurgicaux, ou même des instruments spécifiques à un patient.
- **Thérapie génique :** En modifiant ou en remplaçant les gènes défectueux, on peut traiter ou prévenir certaines maladies à la source.

3. Soins post-opératoires optimisés :
- **Gestion avancée de la douleur :** L'emploi de techniques comme les blocs nerveux, la thérapie par

le froid ou les dispositifs de libération contrôlée de médicaments.

- **Réhabilitation rapide après chirurgie (RRAC) :** Des protocoles qui combinent nutrition, activité physique et soins spécifiques pour accélérer la récupération.

4. Télémédecine et soins à distance :

- **Surveillance à distance :** Utilisation de dispositifs connectés pour suivre les signes vitaux du patient et anticiper d'éventuelles complications.
- **Consultations virtuelles :** Offrent un suivi sans que le patient n'ait à se déplacer, ce qui est particulièrement utile pour ceux vivant dans des zones éloignées.

5. Biothérapies et traitements régénératifs :

- **Cellules souches :** Ces cellules peuvent se transformer en différents types de tissus, offrant des possibilités de réparation ou de remplacement de tissus endommagés.
- **Matériaux biomimétiques :** Des matériaux conçus pour imiter les propriétés des tissus vivants, favorisant ainsi la guérison.

En intégrant ces techniques innovantes, le monde de la chirurgie et des soins post-opératoires ouvre la voie à des interventions moins invasives, des temps de récupération réduits et des résultats améliorés pour les patients. L'avenir promet d'offrir encore plus d'innovations qui continueront à transformer la prise en charge chirurgicale.

Vision futuriste : la stomathérapie dans 10, 20, 30 ans...

Dans 10 ans - L'ère de la personnalisation et de la connectivité :

- **Stomies sur mesure :** Avec l'avènement de l'impression 3D et des biotechnologies, on pourrait voir des stomies conçues sur mesure pour chaque patient, garantissant une adaptation parfaite et une réduction des complications.

- **Dispositifs connectés :** Les appareils de stomie pourraient être équipés de capteurs qui transmettent des données en temps réel aux professionnels de santé. Ces informations pourraient inclure l'humidité, la température, ou la détection de saignements, permettant une intervention rapide en cas d'anomalie.
- **Applications d'accompagnement :** Des applications pourraient guider les patients au quotidien dans la gestion de leur stomie, offrant des conseils, des rappels et un soutien psychologique.

Dans 20 ans - Vers une minimisation des interventions :
- **Thérapies géniques et cellulaires :** Les avancées pourraient permettre de traiter à la source les maladies nécessitant actuellement une stomie, réduisant ainsi le nombre d'interventions.
- **Matériaux biocompatibles avancés :** De nouveaux matériaux pourraient éliminer les risques d'irritation ou de réaction, tout en étant plus durables et confortables pour le patient.
- **Réalité augmentée et formations :** Les infirmières en stomathérapie pourraient utiliser des lunettes de réalité augmentée pour se former et pour guider les soins en temps réel.

Dans 30 ans - L'ère de la régénération et de l'autonomie :
- **Regénération tissulaire :** Plutôt que de créer une stomie permanente, les médecins pourraient être en mesure de stimuler la régénération des tissus endommagés, rendant la fonction normale à des organes tels que l'intestin ou la vessie.
- **Automatisation des soins :** Des robots pourraient assister les patients dans la gestion quotidienne de leur stomie, garantissant une hygiène parfaite et une application précise des dispositifs.

- **Systèmes intégrés de soutien :** Au-delà des applications mobiles, des systèmes intégrés pourraient offrir un soutien global, depuis des conseils nutritionnels spécifiques jusqu'à la gestion des rendez-vous médicaux, en passant par la détection et la prévention des complications.

À mesure que la technologie, la médecine et les soins infirmiers évoluent, la stomathérapie s'orientera sans aucun doute vers des solutions plus avancées, personnalisées et centrées sur le patient. La vision futuriste esquissée ici reflète l'espoir et l'optimisme pour un avenir où les patients stomisés bénéficient d'une qualité de vie toujours meilleure.

Chapitre 21 :
GESTION DES RISQUES ET
DE LA SÉCURITÉ EN STOMATHÉRAPIE

Identification des risques courants

1. Risques cutanés :
   - **Irritation de la peau :** Une exposition prolongée aux effluents de la stomie, tels que les selles ou l'urine, peut causer une irritation.
   - **Infections :** Des bactéries peuvent pénétrer dans la peau endommagée, conduisant à des infections cutanées.
   - **Dermatites allergiques :** Certains patients peuvent développer des réactions allergiques aux adhésifs ou aux autres matériaux des dispositifs de stomie.

2. Risques mécaniques :
   - **Prolapsus stomial :** Extension excessive de la stomie à l'extérieur du corps.
   - **Rétraction stomiale :** La stomie peut se rétracter en dessous du niveau de la peau, ce qui peut rendre la fixation des appareils difficile.
   - **Sténose :** Rétrécissement de l'ouverture de la stomie pouvant entraver la sortie des selles ou de l'urine.
   - **Hernies :** Une zone faible autour de la stomie peut permettre aux organes internes de faire saillie, formant une hernie.

3. Risques liés à l'appareillage :
   - **Fuites :** Les dispositifs de stomie mal ajustés ou endommagés peuvent fuir, exposant la peau aux effluents.

- **Mauvaise adhérence :** Si l'appareil ne colle pas correctement, il peut se détacher.
- **Occlusion ou obstruction :** Le passage des selles ou de l'urine peut être bloqué, ce qui peut être douloureux et dangereux si elle n'est pas traitée rapidement.

4. Risques nutritionnels :
- **Déshydratation :** Particulièrement courant chez les personnes avec une iléostomie, car le côlon ne réabsorbe pas l'eau.
- **Déséquilibres électrolytiques :** La perte excessive de selles ou d'urine peut entraîner un déséquilibre en électrolytes, comme le potassium.

5. Risques psychosociaux :
- **Anxiété et dépression :** La présence d'une stomie peut affecter l'estime de soi et entraîner des sentiments d'isolement.
- **Problèmes relationnels :** Les préoccupations concernant l'intimité peuvent avoir un impact sur les relations.

L'identification de ces risques est cruciale pour les infirmières en stomathérapie. Leur rôle consiste non seulement à éduquer les patients sur ces dangers potentiels, mais aussi à leur fournir les outils et le soutien nécessaires pour les prévenir ou les gérer lorsqu'ils se produisent.

Protocoles de sécurité et bonnes pratiques

1. Hygiène et asepsie :
- **Lavage des mains :** Se laver toujours les mains avant et après le soin de la stomie.

- **Gants :** Utiliser des gants stériles lors de l'examen de la stomie ou du changement de dispositif.
- **Nettoyage de la stomie :** Utiliser de l'eau tiède et un chiffon doux pour nettoyer la stomie, en évitant les produits irritants.

2. Soins de la stomie :
  - **Inspection quotidienne :** Examiner la stomie régulièrement pour détecter toute anomalie ou signe d'infection.
  - **Changement de l'appareillage :** Suivre les recommandations du fabricant concernant la fréquence de changement. Éviter de le faire trop fréquemment ou trop rarement.
  - **Éviter les produits irritants :** N'utiliser que des produits spécifiquement conçus pour les stomies.

3. Gestion de l'appareillage :
  - **Bonne taille :** S'assurer que la taille de l'appareillage correspond à celle de la stomie pour éviter les fuites et les irritations.
  - **Stockage :** Conserver les dispositifs de stomie dans un endroit sec et à l'abri de la chaleur.
  - **Élimination sécurisée :** Disposer de l'appareillage usagé dans des sacs résistants et scellés.

4. Éducation du patient :
  - **Formation :** Assurer une éducation régulière et continue pour le patient sur les soins de la stomie et les bonnes pratiques.
  - **Documentation :** Fournir des brochures, des vidéos ou des ressources en ligne pour aider le patient à comprendre ses soins.

5. Nutrition et hydratation :
  - **Conseils diététiques** : Guider le patient sur les aliments à privilégier ou à éviter en fonction de son type de stomie.
  - **Surveillance de la déshydratation** : Conseiller le patient sur les signes de déshydratation et l'importance d'une hydratation adéquate.

6. Activités physiques :
  - **Recommandations** : Encourager une reprise progressive de l'activité physique, en tenant compte des limitations liées à la stomie.
  - **Protection de la stomie** : Utiliser des supports ou des ceintures lors d'activités physiques pour protéger la stomie.

7. Prévention des complications :
  - **Surveillance régulière** : Organiser des visites de suivi pour vérifier l'état de la stomie et anticiper les complications.
  - **Éducation** : Informer le patient sur les signes précurseurs des complications courantes et sur la conduite à tenir.

Ces protocoles et pratiques visent à garantir la sécurité du patient, à prévenir les complications et à optimiser la qualité de vie. L'infirmière en stomathérapie joue un rôle essentiel en assurant la formation et le soutien continus des patients tout au long de leur parcours.

Formation continue
et mise à jour des connaissances
pour la sécurité du patient

La stomathérapie, comme de nombreuses spécialités médicales, est en constante évolution. Les avancées en matière de recherche, les nouvelles techniques chirurgicales, les innovations en termes de matériel et les recommandations en matière de soins nécessitent une mise à jour continue des connaissances des professionnels impliqués. Pour l'infirmière en stomathérapie, la formation continue est non seulement un impératif professionnel, mais aussi une garantie de fournir les meilleurs soins possibles aux patients.

1. Les enjeux de la formation continue :
   • **Qualité des soins :** Une formation actualisée permet d'appliquer les techniques les plus récentes et les plus efficaces, optimisant ainsi les résultats pour le patient.
   • **Prévention des erreurs :** La connaissance des meilleures pratiques et des procédures actuelles réduit les risques d'erreurs ou d'omissions dans les soins.
   • **Confiance des patients :** Un professionnel informé et formé inspire confiance et peut offrir des conseils précis et pertinents.

2. Les domaines clés de la formation :
   • **Techniques chirurgicales :** Même si l'infirmière en stomathérapie n'effectue pas elle-même les opérations, elle doit comprendre les techniques et les innovations pour mieux accompagner et informer les patients.
   • **Nouveaux dispositifs :** Avec l'évolution technologique, de nouveaux produits et dispositifs

sont régulièrement lancés sur le marché. Une connaissance approfondie de ces outils est essentielle.

- **Recommandations en matière de soins** : Les guidelines évoluent avec la recherche. Être informé des dernières recommandations permet d'assurer une prise en charge optimale.

3. Les modalités de formation :
- **Séminaires et conférences** : Ces événements réunissent des experts de la stomathérapie, offrant une plateforme pour partager des découvertes, des études de cas et des innovations.
- **Ateliers pratiques** : Ils permettent une mise en situation réelle, une occasion d'apprendre de nouvelles techniques ou d'utiliser de nouveaux dispositifs.
- **Formations en ligne** : De plus en plus répandues, elles offrent une flexibilité permettant aux professionnels de se former à leur propre rythme.
- **Publications professionnelles** : Les revues spécialisées, les articles et les études sont des sources d'information précieuses sur les dernières recherches et découvertes.

4. L'importance de l'auto-évaluation :
La formation continue n'est pas seulement une question d'acquisition de nouvelles connaissances. Elle exige également une auto-évaluation régulière, permettant à l'infirmière d'identifier ses propres lacunes ou domaines d'amélioration.

La sécurité du patient est au cœur de la profession médicale. Pour l'infirmière en stomathérapie, cela signifie une obligation de se former continuellement, d'actualiser ses connaissances et d'être au fait des dernières avancées. En investissant dans leur propre éducation, ces infirmières investissent directement dans le bien-être et la sécurité de leurs patients.

Chapitre 22 :
PHARMACOLOGIE EN STOMATHÉRAPIE

Médicaments couramment utilisés par les patients stomisés

Lorsqu'une personne est stomisée, sa vie change à bien des égards, y compris dans la manière dont son corps absorbe et métabolise les médicaments. Certains médicaments peuvent influencer le fonctionnement de la stomie, tandis que d'autres sont prescrits pour gérer les symptômes ou les complications associées à la stomie. Voici un aperçu des médicaments couramment utilisés par les patients stomisés.

1. Médicaments pour la gestion des selles :
   - **Antidiarrhéiques :** comme le lopéramide (Imodium) pour ralentir le transit intestinal et réduire la fréquence des selles.
   - **Laxatifs :** pour traiter la constipation, qui peut survenir, par exemple, chez les patients avec une colostomie.
2. Médicaments pour gérer l'irritation cutanée :
   - **Agents barrière :** crèmes ou sprays pour protéger la peau autour de la stomie contre l'irritation causée par les effluents stomiaux.
   - **Anti-inflammatoires topiques :** pour réduire l'inflammation et la rougeur de la peau autour de la stomie.
3. Médicaments pour la douleur :
   - **Analgésiques :** comme le paracétamol ou l'ibuprofène pour gérer la douleur légère à modérée.

- **Opiacés :** tels que la morphine ou le tramadol pour traiter une douleur plus sévère, généralement après une chirurgie.

4. Médicaments pour les infections :
  - **Antibiotiques :** pour traiter les infections bactériennes potentielles qui peuvent survenir autour de la stomie ou à l'intérieur.
  - **Antifongiques :** en cas de candidose autour de la stomie.

5. Médicaments pour l'hydratation :
  - **Sels de réhydratation orale :** pour ceux qui sont à risque de déshydratation due à une sortie accrue de fluides à travers la stomie.

6. Médicaments pour la nutrition :
  - **Suppléments vitaminiques et minéraux :** car les stomies, en particulier les iléostomies, peuvent interférer avec l'absorption de certaines vitamines et minéraux.

7. Médicaments pour la gestion des complications spécifiques :
  - **Agents anti-reflux :** tels que les inhibiteurs de la pompe à protons (PPI) ou les antagonistes des récepteurs H2 pour ceux qui ont des problèmes de reflux gastro-œsophagien.

Note : Il est essentiel que les patients stomisés discutent avec leur médecin de tous les médicaments qu'ils prennent, y compris les médicaments en vente libre, les compléments alimentaires et les remèdes à base de plantes. Certains médicaments peuvent nécessiter un ajustement de la dose ou une surveillance étroite chez les patients stomisés.

Interactions médicamenteuses
à surveiller

Lorsque les patients stomisés prennent plusieurs médicaments, il y a un risque d'interactions médicamenteuses. Ces interactions peuvent modifier l'efficacité d'un médicament, provoquer des effets secondaires indésirables ou affecter le fonctionnement de la stomie. Voici quelques interactions médicamenteuses cruciales que les patients stomisés et leurs soignants doivent surveiller.

1. Médicaments et hydratation :
   - Certains diurétiques, en augmentant l'excrétion urinaire, peuvent augmenter le risque de déshydratation chez les patients ayant une iléostomie, qui perdent déjà des fluides supplémentaires.
2. Médicaments affectant la motilité intestinale :
   - Les opiacés, tels que la morphine, peuvent ralentir le transit intestinal, augmentant le risque de blocage ou de constipation, en particulier chez les patients colostomisés.
   - À l'inverse, certains médicaments comme les laxatifs ou les prokinétiques peuvent accélérer le transit, ce qui peut être problématique pour certains patients stomisés.
3. Médicaments et absorption :
   - Les patients stomisés, en particulier ceux avec une iléostomie, peuvent avoir une absorption réduite de certains médicaments. Par exemple, les médicaments à libération prolongée, qui sont conçus pour être libérés lentement dans l'intestin, peuvent être éliminés avant d'avoir été complètement absorbés.
4. Anti-inflammatoires non stéroïdiens (AINS) :
   - Les médicaments comme l'ibuprofène peuvent augmenter le risque d'ulcères et d'irritation dans le

reste du tube digestif, en particulier si pris fréquemment ou à des doses élevées.

5. Antibiotiques :
  • Les antibiotiques peuvent perturber la flore intestinale normale, ce qui peut avoir un impact sur la consistance et l'odeur des effluents stomiaux.

6. Médicaments affectant l'équilibre électrolytique :
  • Certains médicaments, comme les diurétiques ou les médicaments pour le cœur, peuvent affecter les niveaux de potassium et de sodium dans le corps, ce qui peut être exacerbé par les pertes à travers une stomie.

7. Médicaments pour l'ostéoporose :
  • Certains de ces médicaments doivent être pris à jeun et nécessitent que le patient reste debout pendant un certain temps après la prise. Cela peut poser des défis pour les patients stomisés en fonction de leur routine de soins.

Il est essentiel que les patients stomisés discutent avec leur pharmacien et leur médecin de tous les médicaments et compléments qu'ils prennent pour identifier et prévenir les interactions potentielles. Une surveillance régulière et des ajustements médicamenteux peuvent être nécessaires pour assurer la sécurité et l'efficacité du traitement.

Importance de l'éducation du patient sur la médication

L'éducation des patients sur la médication est un pilier fondamental des soins de santé. Dans le contexte de la stomathérapie, cette éducation prend une importance accrue en raison de la complexité des soins et de la nécessité d'une gestion optimale des médicaments pour préserver la santé et la qualité de vie des patients. Voici pourquoi l'éducation du patient sur la médication est si cruciale :

1. Compréhension du traitement :
Les patients doivent comprendre pourquoi un médicament leur est prescrit, comment il agit, et quels sont ses avantages potentiels. Cette compréhension renforce leur motivation à adhérer au traitement prescrit.

2. Gestion des effets secondaires :
Tous les médicaments peuvent avoir des effets secondaires. En éduquant le patient sur les signes et symptômes courants, on peut anticiper et gérer rapidement ces effets, évitant ainsi des complications potentielles.

3. Prévention des interactions médicamenteuses :
Les patients stomisés peuvent prendre plusieurs médicaments simultanément. L'éducation aide à reconnaître les signes d'interactions potentielles et à éviter des combinaisons de médicaments problématiques.

4. Importance de l'adhésion :
L'éducation renforce l'importance de prendre le médicament comme prescrit, sans sauter de doses ou arrêter prématurément le traitement, ce qui peut affecter l'efficacité du médicament.

5. Adaptation au mode de vie :
Certains médicaments peuvent nécessiter des ajustements alimentaires ou d'autres considérations liées au mode de vie. L'éducation aide le patient à intégrer ces changements dans sa routine quotidienne.

6. Gestion de la stomie :
Certains médicaments peuvent influencer le fonctionnement de la stomie, comme le transit intestinal ou la consistance des effluents. L'éducation permet au patient de reconnaître ces changements et d'y réagir de manière appropriée.

7. Responsabilisation du patient :
Un patient bien éduqué devient un acteur actif de sa santé.

Il est mieux équipé pour poser des questions, signaler des anomalies et collaborer avec les professionnels de santé pour une prise en charge optimale.

8. Réduction des erreurs médicamenteuses :

Une éducation adéquate minimise le risque que le patient prenne le mauvais médicament, la mauvaise dose ou au mauvais moment.

9. Économies de santé :

Un patient bien éduqué est moins susceptible d'avoir des complications liées aux médicaments, ce qui peut réduire le nombre de visites aux urgences, d'hospitalisations et d'autres coûts associés.

L'éducation du patient sur la médication est une démarche dynamique qui nécessite une collaboration entre le patient, l'infirmière en stomathérapie et d'autres membres de l'équipe soignante. Elle se base sur l'écoute active, le respect et la personnalisation de l'information en fonction des besoins et des préférences du patient.

Chapitre 23 :
LA STOMIE TEMPORAIRE
ET LA RÉVERSIBILITÉ

Indications et gestion
de la stomie temporaire

Les stomies temporaires sont une intervention chirurgicale courante, mais elles présentent des défis uniques pour les patients et les soignants. Elles sont conçues pour être fermées ou "réversées" après une certaine période, une fois que la condition sous-jacente s'est améliorée ou que d'autres circonstances chirurgicales ont été résolues. Jetons un regard approfondi sur ce sujet.

1. Indications pour une stomie temporaire :
- **Traumatismes et blessures :** Des lésions traumatiques de l'intestin ou du rectum peuvent nécessiter une stomie temporaire pour permettre à la zone de guérir.
- **Inflammation intestinale :** Dans des conditions comme la maladie de Crohn ou la colite ulcéreuse, une stomie peut être nécessaire pour permettre à une partie enflammée de l'intestin de guérir.
- **Chirurgie oncologique :** Si une tumeur est enlevée de l'intestin ou du rectum, une stomie temporaire peut être créée pour permettre à la zone de guérir avant la reconstruction.
- **Complications postopératoires :** En cas de complications après une chirurgie intestinale, une stomie temporaire peut être indiquée pour protéger une anastomose ou une suture.

2. Gestion de la stomie temporaire :
- **Soins initiaux** : Tout comme pour une stomie permanente, l'appareillage, le nettoyage et la protection de la peau péri-stomiale sont essentiels. Les soins initiaux comprennent l'application de sacs de stomie, la surveillance de la production et la prévention des irritations cutanées.
- **Surveillance** : Les patients et les soignants doivent surveiller régulièrement la stomie pour détecter tout signe de complications, comme une nécrose, un prolapsus ou une rétraction.
- **Éducation** : Les patients doivent être éduqués sur la durée potentielle de leur stomie, les soins nécessaires et le processus de fermeture de la stomie.
- **Nutrition** : L'alimentation peut nécessiter des ajustements, en particulier si la stomie est située dans le petit intestin.
- **Rééducation et réadaptation** : Bien que la stomie soit temporaire, elle peut avoir un impact sur la mobilité, l'activité physique et l'image corporelle du patient. La rééducation et le soutien psychologique sont essentiels.
- **Préparation pour la fermeture** : À mesure que la date de fermeture de la stomie approche, les patients peuvent avoir besoin de tests ou de consultations supplémentaires. Ils devraient également être éduqués sur ce à quoi s'attendre pendant et après la chirurgie.
- **Postopératoire :** Après la fermeture de la stomie, les patients doivent être surveillés pour détecter tout signe de complications, telles que des infections, des fuites ou des obstructions. La gestion de la douleur et la surveillance des fonctions intestinales sont également cruciales.

L'expérience d'une stomie temporaire peut être bouleversante pour de nombreux patients, car ils doivent s'adapter à une nouvelle réalité, même si c'est pour une courte période. Une prise en charge attentive, une éducation complète et un soutien constant de l'équipe soignante sont donc essentiels pour assurer le bien-être du patient tout au long de ce voyage.

Préparation à la fermeture de la stomie

La fermeture d'une stomie temporaire est une étape importante dans le parcours de rétablissement d'un patient. C'est un signe de guérison, mais elle nécessite une préparation minutieuse pour assurer une transition en douceur et minimiser les complications potentielles. Voici les différentes étapes et considérations associées à cette préparation :

1. Évaluation médicale :
   - **Examens cliniques :** Le chirurgien doit évaluer la stomie et la zone environnante pour s'assurer qu'il n'y a pas de signes d'inflammation, d'infection ou d'autres complications.
   - **Tests diagnostiques :** Des examens comme une coloscopie ou une radiographie peuvent être nécessaires pour évaluer l'intégrité de l'intestin et s'assurer qu'il est prêt pour la réanastomose.
2. Planification chirurgicale :
   - **Consultation préopératoire :** Discussion avec le chirurgien sur la procédure, les risques associés et les résultats attendus.
   - **Jeûne préopératoire :** Il est généralement demandé aux patients de jeûner pendant plusieurs heures avant la chirurgie pour vider l'estomac et l'intestin.
   - **Préparation intestinale :** Les patients peuvent recevoir des lavements ou des médicaments pour nettoyer l'intestin avant la chirurgie.

3. Préparation psychologique :
- **Discussion avec un psychologue ou un conseiller :** La fermeture de la stomie est un changement majeur, et certains patients peuvent avoir des inquiétudes ou des angoisses. Un soutien psychologique peut aider à gérer ces émotions.
- **Formation et éducation :** Comprendre le processus et ce à quoi s'attendre peut réduire l'anxiété. Les patients devraient être informés des soins postopératoires, des activités à éviter et de la manière de surveiller les complications.

4. Soutien logistique :
- **Rendez-vous postopératoires :** Planifier à l'avance les visites postopératoires pour surveiller la guérison et adresser toute préoccupation.
- **Organisation à domicile :** S'assurer que le domicile est préparé pour la convalescence, avec des fournitures médicales si nécessaire et un soutien familial ou amical.

5. Discussions sur la douleur et la gestion postopératoire :
- **Médicaments pour la douleur :** Discuter des options pour gérer la douleur après la chirurgie, y compris des médicaments, des thérapies physiques ou des techniques de relaxation.
- **Soins de la plaie :** Apprendre comment prendre soin de la plaie chirurgicale, y compris le nettoyage, la surveillance des signes d'infection et le changement de pansements.

La préparation à la fermeture de la stomie est une étape cruciale pour garantir un résultat chirurgical réussi et une guérison en douceur. Avec une préparation minutieuse et le soutien de l'équipe médicale, les patients peuvent aborder cette étape avec confiance et optimisme.

Suivi post-opératoire après fermeture de la stomie

Après la fermeture d'une stomie, la phase de suivi post-opératoire est essentielle pour garantir une guérison optimale, détecter d'éventuelles complications précocement et accompagner le patient dans sa réadaptation à une vie sans stomie. Ce processus de suivi est multidimensionnel et implique une collaboration étroite entre le patient, l'infirmière en stomathérapie, le chirurgien et d'autres professionnels de la santé.

1. Évaluation de la plaie chirurgicale :
   - **Examen régulier :** Pour s'assurer que la plaie cicatrise bien, sans signes d'infection, d'éventration ou de séparation des bords.
   - **Soins locaux :** Nettoyage, application d'agents cicatrisants, changement de pansements selon les besoins et les recommandations du chirurgien.
2. Surveillance des fonctions intestinales :
   - **Rétablissement de la motilité :** Il est normal que le transit intestinal soit lent immédiatement après la chirurgie. La reprise progressive de l'alimentation et le suivi des mouvements intestinaux sont essentiels.
   - **Gestion des symptômes :** Surveillance et traitement des symptômes tels que la constipation, la diarrhée ou les gaz.
3. Gestion de la douleur :
   - **Médicaments :** Prescriptions adaptées pour contrôler la douleur, avec attention particulière aux effets secondaires et interactions.
   - **Méthodes non médicamenteuses :** Techniques de relaxation, physiothérapie ou autres approches complémentaires peuvent être bénéfiques.

4. Soutien psychologique :
- **Accompagnement émotionnel :** Face aux changements physiologiques et à l'adaptation à une vie sans stomie.
- **Groupes de soutien :** Rencontre avec d'autres personnes ayant vécu des expériences similaires peut être rassurante.

5. Rééducation alimentaire :
- **Réintroduction progressive :** Adopter une alimentation douce et progresser lentement vers un régime alimentaire normal.
- **Conseils nutritionnels :** Aide du nutritionniste pour adapter le régime alimentaire en fonction des besoins et tolérances spécifiques du patient.

6. Activités physiques :
- **Limitations initiales :** Éviter les efforts intenses ou les soulèvements lourds pendant les premières semaines.
- **Réhabilitation :** Réintégration progressive des activités habituelles, avec des conseils sur les exercices à privilégier pour renforcer la paroi abdominale.

7. Consultations de suivi :
- **Rendez-vous réguliers :** Avec le chirurgien pour évaluer la guérison, discuter de toute préoccupation et s'assurer que le patient progresse bien.
- **Examens complémentaires :** En fonction des besoins, des tests diagnostiques supplémentaires peuvent être recommandés.

La période de suivi post-opératoire après la fermeture d'une stomie est déterminante pour la qualité de vie future du patient. Une approche globale, axée sur la bienveillance, le soutien et une surveillance médicale attentive, permettra de garantir une transition en douceur vers une vie pleine et active sans stomie.

Chapitre 24 :
THÉRAPIES COMPLÉMENTAIRES ET ALTERNATIVES

Approches non conventionnelles en stomathérapie

Dans le monde dynamique de la santé, où la recherche et l'innovation sont constantes, des approches non conventionnelles peuvent se révéler bénéfiques pour certains patients. La stomathérapie, bien que profondément ancrée dans la pratique clinique basée sur des preuves, n'est pas imperméable à l'intégration de techniques alternatives qui peuvent compléter les soins standards. Voici un aperçu de quelques-unes de ces approches et de la manière dont elles pourraient s'intégrer dans le parcours de soins d'un patient stomisé :

1. Thérapies complémentaires :
   - **Acupuncture :** Cette ancienne pratique chinoise pourrait aider à gérer la douleur, l'anxiété et d'autres symptômes associés à la stomie.
   - **Aromathérapie :** L'utilisation d'huiles essentielles peut contribuer à réduire le stress, l'anxiété et même certains maux tels que les nausées.
2. Techniques de relaxation :
   - **Méditation et pleine conscience :** Ces techniques aident à centrer l'esprit, à réduire le stress et l'anxiété, et peuvent être utiles pour les patients qui doivent s'adapter à une nouvelle réalité corporelle.
   - **Biofeedback :** Cette technique utilise des instruments électroniques pour enseigner aux patients comment modifier des fonctions

physiologiques pour améliorer la santé et la performance.

3. Thérapies manuelles :
- **Massothérapie :** Bien qu'elle doive être appliquée avec prudence en fonction de la localisation et de la nature de la stomie, la massothérapie peut contribuer à la détente et à la gestion de la douleur.
- **Réflexologie :** Une forme de massage qui se concentre sur des points spécifiques des pieds, des mains et des oreilles pour influencer d'autres parties du corps.

4. Approches nutritionnelles alternatives :
- **Phytothérapie :** L'utilisation de plantes médicinales pour gérer certains symptômes ou compléter la nutrition.
- **Suppléments et probiotiques :** Pour renforcer la santé intestinale et générale.

5. Activités artistiques et expressives :
- **Art-thérapie :** Permet aux patients de s'exprimer et de traiter leurs émotions.
- **Musicothérapie :** Utilise la musique pour favoriser la relaxation, l'expression émotionnelle et la guérison.

6. Approches énergétiques :
- **Reiki :** Une forme de thérapie énergétique qui vise à canaliser l'énergie pour soutenir le processus de guérison.
- **Toucher thérapeutique :** Se base sur l'idée que les êtres humains sont des champs d'énergie qui peuvent être équilibrés par le toucher.

Il est essentiel de comprendre que bien que ces approches non conventionnelles puissent offrir des avantages, elles devraient être envisagées comme des compléments aux traitements conventionnels. Avant d'adopter l'une de ces techniques, il est impératif de consulter un professionnel de la santé pour garantir la sécurité et l'adéquation du traitement choisi. La stomathérapie, comme toute spécialité médicale, gagne à être enrichie par une prise en charge holistique du patient, en reconnaissant et en intégrant diverses modalités de soins pour le bien-être global du patient.

Usage des huiles essentielles, acupuncture, thérapies manuelles, etc.

Le recours à des thérapies alternatives et complémentaires en stomathérapie peut enrichir l'expérience de soins du patient. Ces méthodes, bien qu'alternatives, peuvent offrir un soutien essentiel dans la gestion des symptômes, la réduction du stress et l'amélioration du bien-être général.

1. Huiles essentielles :
Les huiles essentielles sont extraites de plantes et ont des propriétés aromatiques pouvant influencer l'humeur, les émotions et même certains symptômes physiques.
- Utilisations en stomathérapie :
- Gestion de la douleur : des huiles comme la lavande ou la camomille peuvent offrir un soulagement apaisant.
- Réduction de l'anxiété : des parfums comme la bergamote ou la lavande peuvent aider à détendre l'esprit.
- Gestion de l'insomnie : la lavande, par exemple, est connue pour favoriser un sommeil réparateur.

2. Acupuncture :
C'est une pratique médicale traditionnelle chinoise qui consiste à insérer de fines aiguilles en des points spécifiques du corps.
- Utilisations en stomathérapie :
- Gestion de la douleur post-opératoire.
- Réduction des nausées ou des vomissements.
- Amélioration de la digestion.

3. Thérapies manuelles :
Elles englobent une variété de techniques de manipulation et de mouvement du corps.

- **Massothérapie :** Peut aider à détendre les muscles, améliorer la circulation sanguine et gérer la douleur.
- **Réflexologie :** Une pression appliquée sur des points spécifiques des pieds ou des mains peut influencer d'autres régions du corps.

4. Autres thérapies complémentaires :

- **Yoga et Tai Chi :** Ces formes de mouvement corporel peuvent améliorer la flexibilité, réduire le stress et renforcer la connexion corps-esprit.
- **Méditation et pleine conscience :** Ces pratiques aident à focaliser l'esprit, réduire l'anxiété et peuvent être bénéfiques pour ceux qui s'adaptent à une nouvelle image corporelle après une stomie.

Il est crucial de souligner que ces thérapies doivent être considérées comme complémentaires aux soins médicaux conventionnels. Elles ne doivent en aucun cas les remplacer. Toujours consulter l'équipe médicale et informer les professionnels de santé de toute thérapie alternative entreprise. Les patients doivent être bien informés et prendre des décisions éclairées sur la meilleure manière d'intégrer ces thérapies à leur parcours de soins.

Évaluation des avantages et des risques

La stomathérapie, bien qu'offrant de nombreux avantages pour améliorer la qualité de vie des patients, présente également certains défis et risques potentiels. Une compréhension équilibrée de ces aspects peut aider les professionnels de santé, les patients et leurs proches à prendre des décisions éclairées concernant les soins.

Avantages :

- **Soulagement des symptômes :** Une stomie peut offrir un soulagement immédiat des symptômes douloureux ou inconfortables associés à des maladies intestinales ou urinaires.
- **Restauration de la fonction :** Les patients peuvent retrouver une certaine normalité dans leurs fonctions digestives ou urinaires après la procédure.
- **Amélioration de la qualité de vie :** De nombreux patients rapportent une amélioration de leur qualité de vie, étant capables de participer à des activités qu'ils évitaient auparavant en raison de leur maladie.
- **Réduction du risque de complications :** Dans certaines situations, une stomie peut réduire le risque de complications futures associées à une maladie ou à une affection sous-jacente.

Risques :

- **Complications post-opératoires :** Comme toute intervention chirurgicale, la création d'une stomie comporte des risques, tels que des infections, des saignements ou des réactions à l'anesthésie.
- **Problèmes associés à la stomie :** Ces problèmes peuvent inclure des irritations cutanées, des obstructions ou des hernies.
- **Impact émotionnel :** La création d'une stomie peut avoir un impact profond sur l'image corporelle et l'estime de soi, conduisant potentiellement à des sentiments de dépression ou d'anxiété.
- **Défis de gestion :** Les patients doivent apprendre à gérer et à entretenir leur stomie, ce qui peut être un défi, surtout au début.
- **Risques liés aux dispositifs :** Il peut y avoir des problèmes avec les sacs ou autres dispositifs associés à la stomie, tels que des fuites ou des réactions allergiques.
- **Limitations physiques :** Certains patients peuvent ressentir des limitations dans leurs activités

physiques ou dans d'autres aspects de leur vie quotidienne.

Le choix de subir une stomathérapie dépend de la balance entre ces avantages et risques. Une évaluation approfondie par une équipe médicale, associée à une éducation et un soutien adéquats, est essentielle pour garantir que les patients comprennent pleinement ce à quoi s'attendre et sont préparés à gérer les défis qui peuvent surgir.

Chapitre 25 :
SOUTIEN À LA FAMILLE
ET AUX AIDANTS

Importance du rôle des aidants

Le monde de la santé regorge de héros silencieux qui, en dehors des feux des projecteurs, jouent un rôle fondamental dans la prise en charge des patients : les aidants. Ceux qui accompagnent les patients stomisés ont un rôle particulièrement crucial. Leur soutien transcende souvent les simples aspects médicaux pour englober un bien-être holistique des personnes qu'ils aident.

- **Soutien émotionnel :** La création d'une stomie peut être une expérience bouleversante pour de nombreux patients. Les sentiments d'anxiété, de dépression ou d'insécurité sont courants. Les aidants fournissent une épaule solide sur laquelle s'appuyer, réconfortant le patient et l'aidant à traverser ces moments difficiles.
- **Aide pratique :** Les premiers jours suivant une intervention chirurgicale peuvent être particulièrement exigeants. Les aidants peuvent aider dans des tâches telles que le changement de sacs de stomie, la surveillance des signes d'infection et la gestion des médicaments.
- **Éducation et formation :** Bien que les professionnels de santé fournissent des informations et une formation initiales, les aidants jouent souvent un rôle clé dans la révision et la pratique continue des soins de stomie à domicile.
- **Liaison avec les professionnels de santé :** Les aidants peuvent aider à documenter les progrès,

noter les préoccupations et communiquer efficacement avec l'équipe médicale pour assurer une prise en charge optimale.

- **Maintien de l'autonomie :** Avec le soutien d'un aidant, de nombreux patients peuvent continuer à vivre de manière autonome, participant à des activités sociales, professionnelles et récréatives, malgré leur stomie.

- **Perspective externe :** Les aidants peuvent souvent observer des changements ou des préoccupations que le patient pourrait négliger ou minimiser, agissant ainsi comme un deuxième ensemble d'yeux attentifs.

- **Réconfort dans la routine :** Avec le temps, la gestion de la stomie devient une partie routinière de la vie. Les aidants aident à établir et à maintenir cette routine, en veillant à ce que le patient ne se sente pas dépassé.

- **Soutien social :** Au-delà des soins directs, les aidants offrent souvent un soutien social, encourageant le patient à participer à des groupes de soutien, à des activités sociales ou à d'autres formes d'interaction qui peuvent améliorer leur bien-être.

L'importance des aidants dans le parcours d'un patient stomisé ne peut être sous-estimée. Leur dévouement, leur compassion et leur expertise pratique enrichissent la vie du patient d'une manière qui va bien au-delà des soins médicaux. Reconnaître, soutenir et éduquer ces aidants est essentiel pour garantir une prise en charge holistique de chaque patient stomisé.

Formation et ressources pour les aidants

Les aidants jouent un rôle essentiel dans la prise en charge des patients stomisés. Pourtant, bien souvent, ils sont confrontés à cette responsabilité sans une préparation adéquate. Heureusement, de nombreuses ressources et formations sont disponibles pour les aider à acquérir les compétences et les connaissances nécessaires pour offrir des soins de qualité.

- **Programmes de formation spécialisés :** De nombreux hôpitaux et cliniques proposent des sessions de formation pour les aidants de patients stomisés. Ces programmes couvrent des sujets tels que les techniques de soins de base, la prévention des complications et les méthodes de soutien émotionnel.
- **Groupes de soutien :** Participer à un groupe de soutien peut être bénéfique à la fois pour l'aidant et pour le patient. Ces groupes offrent une plateforme d'échange d'expériences, de conseils pratiques et d'encouragement mutuel.
- **Ressources en ligne :** De nombreux sites web dédiés à la stomathérapie proposent des vidéos, des articles et des tutoriels pour les aidants. Ces ressources peuvent être consultées à tout moment, offrant une flexibilité pour l'apprentissage.
- **Ateliers et séminaires :** Des organisations spécialisées peuvent organiser des ateliers et des séminaires sur des sujets spécifiques liés aux soins des stomies. Ces événements offrent souvent une approche plus approfondie et des opportunités de formation pratique.
- **Documentation :** Des brochures, des manuels et d'autres documents imprimés peuvent être fournis par les professionnels de santé, les fabricants de dispositifs médicaux ou les associations dédiées. Ces guides peuvent être une ressource précieuse à consulter à domicile.
- **Consultations individuelles :** Parfois, une formation personnalisée peut être nécessaire, en particulier pour des cas complexes. Les infirmières spécialisées en

stomathérapie sont souvent disponibles pour des consultations individuelles avec les aidants.

- **Formations continues :** À mesure que la technologie et les techniques évoluent, il est essentiel que les aidants continuent à se former. Des sessions de mise à jour régulières peuvent être bénéfiques pour s'assurer que les soins fournis restent au meilleur niveau possible.
- **Réseaux sociaux et forums :** Les plateformes en ligne offrent une opportunité d'interaction entre aidants. Ces forums peuvent être un lieu précieux pour poser des questions, partager des expériences et obtenir des conseils de pairs.
- **Liaison avec des professionnels de santé :** Établir une communication régulière avec l'équipe médicale du patient permet d'obtenir des conseils, de poser des questions et de clarifier les doutes.

La formation et l'accès à des ressources pertinentes sont essentiels pour les aidants afin qu'ils puissent fournir des soins de qualité, renforcer leur confiance et assurer le bien-être du patient stomisé. Reconnaître et valoriser leur rôle tout en leur fournissant un soutien continu est la clé d'une prise en charge réussie.

Gestion du stress et du bien-être pour ceux qui entourent le patient

La stomie, qu'elle soit temporaire ou permanente, n'affecte pas uniquement le patient, mais également ceux qui l'entourent. La famille, les proches, et même les aidants professionnels peuvent être touchés émotionnellement et physiquement par les changements et les défis que présente cette situation. La gestion du stress et la préservation du bien-être deviennent donc primordiales pour maintenir une harmonie dans la dynamique relationnelle et soutenir efficacement le patient.

- **Reconnaître les signaux du stress :** Le premier pas vers la gestion du stress est d'en reconnaître les symptômes. Cela peut inclure des troubles du sommeil, de l'irritabilité, des maux de tête, de la fatigue, ou un sentiment constant d'accablement.
- **Prioriser le bien-être personnel :** Les proches doivent comprendre qu'il est essentiel de prendre soin d'eux-mêmes pour être en mesure d'offrir un soutien adéquat au patient. Cela peut signifier de prendre du temps pour soi, de s'adonner à des activités relaxantes ou de chercher un soutien extérieur.
- **Établir des frontières :** Il est crucial de savoir quand dire non ou de demander de l'aide pour éviter l'épuisement. Établir des limites claires aide à prévenir la surcharge et le burnout.
- **Dialoguer ouvertement :** Une communication ouverte avec le patient et les autres membres de la famille permet d'exprimer ses sentiments, ses inquiétudes et de rechercher des solutions ensemble.
- **Rechercher du soutien :** Rejoindre un groupe de soutien pour les familles de patients stomisés peut offrir une plateforme pour partager des expériences, obtenir des conseils et se sentir moins isolé.
- **S'informer :** Comprendre la stomie, ses implications, et les besoins du patient peut réduire l'anxiété. Des ateliers, des séminaires, ou des consultations avec des professionnels peuvent être utiles.
- **Pratiques de relaxation :** Des techniques comme la méditation, le yoga ou la respiration profonde peuvent aider à gérer le stress et à retrouver un sentiment d'équilibre.

- **Consulter si nécessaire :** Si le stress devient trop envahissant, il peut être bénéfique de consulter un professionnel, que ce soit un conseiller, un psychologue ou un travailleur social, pour obtenir des stratégies adaptées.
- **Participation active :** Participer activement aux soins du patient, à son suivi médical ou à sa réadaptation peut donner un sentiment de maîtrise et d'implication positive dans le processus de guérison.
- **Se rappeler des moments positifs :** Malgré les défis, il est essentiel de se rappeler les moments positifs, les progrès réalisés et les succès remportés. Cela apporte une perspective et une motivation renouvelées.

L'entourage d'un patient stomisé a un rôle crucial à jouer dans son rétablissement et son bien-être. Néanmoins, il est tout aussi essentiel que ces aidants, qu'ils soient familiaux ou professionnels, prennent également soin d'eux-mêmes pour pouvoir continuer à offrir un soutien de qualité.

Chapitre 26 :
LA STOMIE ET L'ADOLESCENCE

Défis spécifiques de l'adolescent stomisé

L'adolescence est une période de la vie riche en bouleversements, en découvertes et en quête d'identité. Elle est caractérisée par des changements physiques, psychologiques et sociaux qui, en eux-mêmes, peuvent s'avérer complexes à gérer. Lorsqu'un adolescent doit en plus faire face à une stomie, cette étape peut devenir d'autant plus éprouvante. Les défis que doit relever un adolescent stomisé sont multiples :

- **Image corporelle et estime de soi :** L'adolescence est une période où la perception de son propre corps et l'acceptation de son image sont centrales. Une stomie peut créer des sentiments de différence, d'anomalie ou de honte, influant sur l'estime de soi.
- **Intimité et vie sexuelle :** Avec le développement des premières relations amoureuses et sexuelles, l'adolescent peut être préoccupé par la visibilité de la stomie, les réactions de son partenaire ou la peur de rejet.
- **Pression sociale et besoin d'appartenance :** À cet âge, le regard des autres et l'appartenance à un groupe sont fondamentaux. La peur du jugement, des moqueries ou de l'isolement peut être intense.
- **Activités sportives :** L'adolescent peut craindre que la stomie ne l'empêche de participer à des sports ou à d'autres activités physiques, réduisant ainsi ses opportunités de socialisation.
- **Gestion de la stomie au quotidien :** Entre les cours, les activités parascolaires, les sorties avec les

amis, l'adolescent doit aussi apprendre à gérer sa stomie : changement de poche, surveillance, etc.

- **Projection dans le futur :** Les questions sur la capacité à avoir des enfants plus tard, sur le choix d'une carrière ou sur la vie adulte en général peuvent être sources d'inquiétudes accrues.
- **Dépendance vis-à-vis des parents :** À un âge où l'indépendance est recherchée, avoir besoin de l'aide des parents pour la gestion de la stomie peut être vécu comme une régression.
- **Accès à l'information adaptée :** Il est crucial que l'adolescent dispose d'informations adaptées à son âge et à ses préoccupations spécifiques.
- **Défis émotionnels :** La colère, le déni, la tristesse ou la résignation peuvent être des réactions face à la stomie, nécessitant un soutien psychologique adapté.

Pour accompagner au mieux un adolescent stomisé, une approche globale et multidisciplinaire est nécessaire. Celle-ci devra impliquer des professionnels de santé (chirurgiens, infirmiers stomathérapeutes, psychologues), mais aussi l'entourage proche, les enseignants, et d'autres adolescents stomisés qui pourront partager leur expérience et offrir un soutien inestimable. La prise en compte des besoins spécifiques de l'adolescence est primordiale pour permettre une adaptation optimale à cette nouvelle réalité.

Gestion de l'image corporelle et de l'identité

L'image corporelle est la perception, les pensées, les sentiments et les comportements qu'une personne a à l'égard de son propre corps. Elle est influencée par des facteurs personnels, culturels et sociaux, et elle joue un rôle essentiel dans la construction de l'identité de l'individu. Lorsqu'une personne est confrontée à une stomie, son image corporelle peut être profondément perturbée, ce qui peut avoir des répercussions sur son identité et sa perception d'elle-même.

- **Acceptation de la modification corporelle :** La présence d'une stomie est une modification visible du corps. Cette transformation peut entraîner des sentiments de perte, de honte ou d'étrangeté par rapport à son propre corps. L'acceptation de cette nouvelle réalité est cruciale pour rétablir une image corporelle positive.
- **Redéfinition de l'identité :** L'individu n'est pas seulement défini par sa stomie. Il est essentiel de reconnaître toutes les autres facettes qui composent l'identité de la personne : ses passions, ses talents, ses relations, etc. Il s'agit de réaffirmer que la stomie est une partie de son histoire, mais pas la totalité de son identité.
- **Soutien et dialogue :** Parler ouvertement de ses ressentis avec des professionnels de santé, des proches ou d'autres personnes stomisées peut aider à démystifier et à normaliser l'expérience. Ces échanges peuvent contribuer à renforcer la confiance en soi et à atténuer les sentiments négatifs associés à la stomie.
- **Se concentrer sur les capacités :** Plutôt que de focaliser sur les limitations ou les différences, il est bénéfique de mettre l'accent sur ce que la personne peut toujours faire et sur les nouvelles compétences qu'elle a acquises grâce à sa stomie, comme la gestion autonome des soins.
- **Réapprendre à aimer son corps :** Cela peut passer par des activités qui renforcent le bien-être corporel, comme le yoga, la méditation, la danse ou tout simplement le fait d'adopter des soins de beauté et de bien-être pour soi.

- **S'informer et s'éduquer :** Comprendre le fonctionnement et l'utilité de la stomie, ainsi que les raisons pour lesquelles elle a été nécessaire, peut aider à l'intégrer comme une partie légitime et fonctionnelle du corps.
- **Recherche de role models :** Se familiariser avec des histoires inspirantes de personnes stomisées qui mènent une vie épanouie et riche peut servir de motivation et de source d'inspiration.
- **Soutien psychologique :** Le recours à un psychologue ou à un thérapeute peut s'avérer essentiel pour traiter des problèmes profonds d'image corporelle ou d'identité.

La gestion de l'image corporelle et de l'identité après une stomie est un voyage, parfois long et complexe. Il est essentiel d'adopter une approche bienveillante et patiente envers soi-même, de chercher le soutien nécessaire et de se rappeler que chaque personne est bien plus que l'apparence de son corps.

Soutien scolaire et social

L'adolescence est une période de transformations profondes, à la fois physiologiques et psychologiques, marquée par une quête d'identité et d'autonomie. Lorsqu'un adolescent doit faire face à une stomie, ces défis peuvent être amplifiés par les particularités de sa condition médicale. Le soutien scolaire et social devient alors essentiel pour assurer son bien-être et sa réussite.

- Intégration scolaire :
  - **Communication avec l'établissement :** Informer le personnel éducatif (direction, infirmerie, professeurs) de la situation permet d'assurer une prise en charge adaptée.

- **Aménagements spécifiques :** Selon les besoins, des adaptations peuvent être mises en place : pauses supplémentaires, proximité des toilettes, etc.
- L'accompagnement psychopédagogique :
  - **Aide à la concentration :** La douleur ou l'inconfort peuvent affecter la concentration. Des méthodes et des outils peuvent être proposés pour aider l'adolescent à mieux gérer ces moments.
  - **Soutien scolaire :** Un accompagnement spécifique peut être nécessaire pour rattraper d'éventuelles absences ou lacunes liées à la maladie ou aux traitements.
- Le soutien par les pairs :
  - **Groupes de parole :** Intégrer des groupes où d'autres adolescents vivent des situations similaires peut offrir un espace d'expression et de compréhension mutuelle.
  - **Parrainage :** Les adolescents plus âgés ou ayant vécu la situation plus longtemps peuvent accompagner les plus jeunes dans leur parcours, offrant conseils et soutien.
- Ateliers sociaux :
  - **Estime de soi :** Des ateliers pour renforcer la confiance en soi, gérer l'image corporelle et développer des compétences sociales peuvent être bénéfiques.
  - **Gestion des émotions :** Apprendre à exprimer et à gérer ses émotions face à la maladie et à la stomie.
- Éducation thérapeutique :
  - **Connaissance de sa condition :** Comprendre sa stomie, son fonctionnement et son importance permet à l'adolescent de mieux l'accepter et de la gérer en toute autonomie.

- **Stratégies d'adaptation :** Développer des compétences pour gérer le quotidien avec une stomie, des techniques de soin à la gestion des imprévus.
- Implication dans des activités parascolaires :
  - **Clubs et associations :** L'encouragement à s'investir dans des activités qui le passionnent peut contribuer à renforcer son estime de soi et son sentiment d'appartenance.
- Accompagnement à la transition vers l'âge adulte :
  - **Orientation professionnelle :** Des conseils pour choisir une orientation en adéquation avec ses aspirations et ses besoins spécifiques.
  - **Préparation à l'indépendance :** Formation sur l'autogestion des soins, la nutrition, et autres aspects essentiels pour vivre en autonomie avec une stomie.

La stomie chez l'adolescent n'est pas qu'une question médicale, elle touche à toutes les facettes de sa vie. Un soutien global, tenant compte de ses besoins scolaires, sociaux, et émotionnels, permettra de l'accompagner vers une vie adulte épanouie.

Chapitre 27 :
VERS L'AVENIR :
INNOVATIONS ET AVANCÉES
EN STOMATHÉRAPIE

Recherche actuelle et innovations dans le domaine

La stomathérapie, tout comme de nombreux domaines médicaux, bénéficie des progrès constants de la recherche et de l'innovation. Les professionnels de santé et les patients peuvent donc s'attendre à des évolutions et des améliorations continues, tant en termes de matériel que de techniques ou de protocoles.

- Matériaux et conception :
  - **Biocompatibilité :** Les recherches visent à produire des matériaux encore plus biocompatibles, réduisant les risques d'allergies, d'irritations et améliorant le confort au quotidien.
  - **Miniaturisation :** Les dispositifs deviennent plus petits, plus discrets et plus efficaces.
- Technologies connectées :
  - **Surveillance en temps réel :** Des capteurs peuvent être intégrés pour surveiller par exemple le taux d'humidité, prévenant ainsi les risques d'infections.
  - **Applications mobiles :** Des apps peuvent aider les patients à suivre leurs soins, rappeler quand changer de poche, ou même connecter le patient à son médecin pour un suivi à distance.

- Chirurgie assistée par robot :
    - Certains chirurgiens utilisent déjà la robotique pour une précision accrue durant les interventions, ce qui peut réduire le temps de convalescence et les complications post-opératoires.
- Gel régénérant :
    - Des recherches sont en cours sur des gels capables de favoriser la cicatrisation autour de la stomie, réduisant ainsi les risques d'infections et améliorant le confort.
- Bio-impression 3D :
    - Il est envisageable que dans le futur, certaines parties nécessaires à la création d'une stomie puissent être imprimées en 3D à partir de cellules du patient.
- Nouvelles techniques chirurgicales :
    - La chirurgie réparatrice, visant à rétablir le transit normal après une stomie temporaire, bénéficie aussi des avancées, avec des techniques moins invasives et des taux de réussite améliorés.
- Education et formation virtuelle :
    - La réalité virtuelle et augmentée peut être utilisée pour former les professionnels de santé, mais aussi pour éduquer les patients, leur montrant par exemple comment prendre soin de leur stomie.
- Traitement personnalisé :
    - La médecine de précision, qui prend en compte le patrimoine génétique du patient, pourrait influer sur les décisions chirurgicales, en prévoyant par exemple comment le patient va guérir, ou s'il est plus susceptible de développer certaines complications.
- Support psychologique par IA :
    - Les patients pourraient bénéficier d'applications dotées d'intelligence artificielle,

conçues pour apporter un soutien émotionnel, répondre aux questions fréquentes ou diriger vers un professionnel de santé en cas de nécessité.
- Communauté et partage :
  - Les plateformes collaboratives permettent aux patients et aux professionnels de partager leurs expériences, astuces, et conseils.

La stomathérapie, par la conjugaison des avancées technologiques et de la recherche clinique, se dirige vers une prise en charge toujours plus personnalisée, efficace et respectueuse du bien-être du patient. Ces innovations promettent un avenir où vivre avec une stomie sera de plus en plus facile et intégré.

Impact de la technologie sur la stomathérapie

L'évolution technologique, notamment ces dernières décennies, a considérablement impacté le domaine de la santé, et la stomathérapie ne fait pas exception. Ces avancées ont transformé la manière dont les soins sont prodigués aux patients stomisés, améliorant leur qualité de vie et leur expérience globale. Voici un aperçu des impacts majeurs de la technologie sur la stomathérapie :

- **Meilleurs matériaux :** Les technologies ont permis le développement de matériaux plus biocompatibles et plus confortables pour les poches de stomie, réduisant les irritations et autres complications cutanées.
- **Dispositifs miniaturisés :** La miniaturisation des composants a rendu possible la création de dispositifs plus petits et plus discrets, rendant la vie quotidienne des patients plus facile.

- Technologies connectées :
  - **Capteurs** : L'ajout de capteurs dans les dispositifs de stomie peut aider à surveiller des éléments tels que le taux d'humidité, prévenant les risques d'infection et alertant en cas d'anomalies.
  - **Applications mobiles** : De nombreuses applications permettent aux patients de suivre leur régime alimentaire, leur médication, ou encore les soins nécessaires, en offrant des rappels et des conseils.
- **Interventions chirurgicales améliorées** : La robotique et les techniques de chirurgie assistée par ordinateur augmentent la précision des chirurgiens, diminuent les taux de complications et accélèrent la récupération des patients.
- **Formation et éducation virtuelle** : La réalité augmentée et la réalité virtuelle sont de plus en plus utilisées pour former les professionnels, mais aussi pour éduquer les patients, en leur permettant par exemple de visualiser leur anatomie et les soins requis de manière interactive.
- **Solutions personnalisées :** Grâce à la technologie, il est désormais possible d'ajuster et de personnaliser les dispositifs de stomie en fonction des besoins individuels des patients, offrant un meilleur ajustement et une meilleure protection.
- **Soutien communautaire en ligne :** Les plateformes en ligne et les forums offrent un espace pour que les patients partagent leurs expériences, posent des questions et reçoivent du soutien de la part d'autres personnes dans des situations similaires.
- **Télémédecine :** Cette approche permet aux patients de consulter des spécialistes ou de bénéficier d'un suivi à distance, ce qui est particulièrement utile pour ceux qui vivent dans des zones éloignées.

- **Recherche et développement :** La technologie a accéléré la recherche dans le domaine de la stomathérapie, ce qui conduit à des innovations constantes en matière de matériaux, de techniques et de traitements.
- **Accès à l'information :** Internet a rendu l'information médicale plus accessible que jamais, permettant aux patients d'être mieux informés et plus impliqués dans leurs soins.

L'impact de la technologie sur la stomathérapie est indéniable. Elle a offert aux patients et aux professionnels des outils et des méthodes améliorés, rendant les soins plus efficaces, moins invasifs, et plus centrés sur le patient. Alors que les innovations continuent de surgir, l'avenir de la stomathérapie semble prometteur, avec des perspectives de soins toujours plus optimisées et humanisées.

Vision d'avenir : où va la profession ?

La stomathérapie, comme de nombreuses professions médicales, est en perpétuelle évolution. Poussée par les avancées technologiques, la recherche scientifique et les changements socioculturels, cette profession a un avenir brillant devant elle. Voici quelques projections quant à la direction que pourrait prendre la stomathérapie dans les années à venir :

- **Technologies de pointe :** L'intégration de la technologie dans les soins aux patients est inévitable. Les prochaines décennies pourraient voir l'émergence de dispositifs de stomie "intelligents" capables de détecter les infections, d'ajuster l'humidité, voire de distribuer des médicaments en temps réel. Ces innovations transformeront le quotidien des patients et simplifieront les soins requis.

- **Formation en réalité virtuelle :** L'éducation et la formation des professionnels de santé pourraient de plus en plus s'appuyer sur la réalité virtuelle, permettant une immersion totale dans des scénarios cliniques réalistes sans risque pour les patients.
- **Personnalisation des soins :** La tendance actuelle est à la personnalisation des soins, et cela continuera probablement. Les futurs dispositifs pourraient être conçus sur mesure pour chaque patient, garantissant confort, discrétion et efficacité.
- **Accès globalisé aux soins :** Avec l'expansion des télécommunications et de la télémédecine, les patients stomisés des régions les plus reculées du monde pourront bénéficier d'un accès à des spécialistes, améliorant ainsi les soins à l'échelle mondiale.
- **Collaboration interprofessionnelle :** Le paysage médical s'oriente de plus en plus vers une collaboration étroite entre divers professionnels de santé. Les stomathérapeutes travailleront de manière encore plus intégrée avec des chirurgiens, nutritionnistes, psychologues et autres spécialistes pour assurer une prise en charge globale du patient.
- **Sensibilisation et démystification :** A mesure que la société devient plus ouverte et informée, la stigmatisation autour des stomies diminuera. Les campagnes de sensibilisation joueront un rôle crucial pour éduquer le grand public et intégrer pleinement les patients stomisés dans la société.
- **Avancées en chirurgie régénérative :** Avec la recherche en cours sur la régénération tissulaire et les organes bio-imprimés, il est possible qu'à l'avenir, certains patients puissent bénéficier de solutions alternatives à la stomie traditionnelle.
- **Expansion du champ d'action :** La stomathérapie, traditionnellement centrée sur les soins post-opératoires, pourrait élargir son spectre pour couvrir

d'autres aspects de la santé, tels que la prévention, l'éducation et le bien-être global des patients.

- **Recherche et développement :** Avec l'augmentation des fonds alloués à la recherche, de nouvelles techniques, méthodes et dispositifs continueront d'émerger, repoussant sans cesse les limites de ce qui est actuellement possible.

La stomathérapie, ancrée dans une histoire riche et dotée d'une importance cruciale dans le paysage médical, est destinée à évoluer et à prospérer. En s'adaptant aux besoins changeants des patients et en adoptant les dernières innovations, la profession est bien placée pour répondre aux défis de demain et continuer à améliorer la qualité de vie des patients du monde entier.

Retrouvez chacun de mes livres publiés sur Amazon sur le lien suivant :

https://www.amazon.fr/dp/B0CP8T3K57

Pour un prix unitaire beaucoup plus intéressant, vous pouvez également acheter l'intégralité de mes livres en format e-books (pdf) sur le site internet suivant :

http://espaceformation-ide.com

Avec toute ma considération…

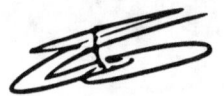